漢字脳活ひらめきパズルの実践で 新しい知識を取り入れ 認知機能をぐんぐん アップさせましょう！

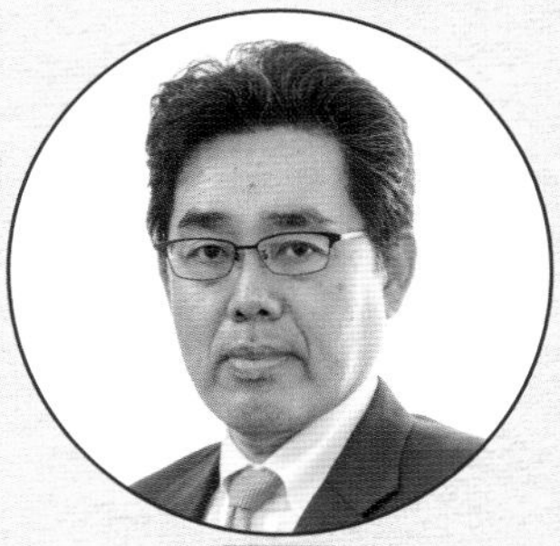

監修
東北大学教授
川島隆太

川島隆太先生 プロフィール

1959年、千葉県生まれ。1985年、東北大学医学部卒業。同大学院医学研究科修了。医学博士。スウェーデン王国カロリンスカ研究所客員研究員、東北大学助手、同専任講師を経て、現在は東北大学教授として高次脳機能の解明研究を行う。脳のどの部分にどのような機能があるのかという「ブレイン・イメージング」研究の日本における第一人者。

脳の「認知機能」のピークは20代で、
それ以降は加齢とともに低下していきます。
しかし、経験の積み重ねで得られる
「知識力」のピークは60～70代。
認知機能が衰えても、
知識力でカバーすることは十分できます。

認知機能も、毎日の脳トレによって
脳力をアップさせることが可能です。

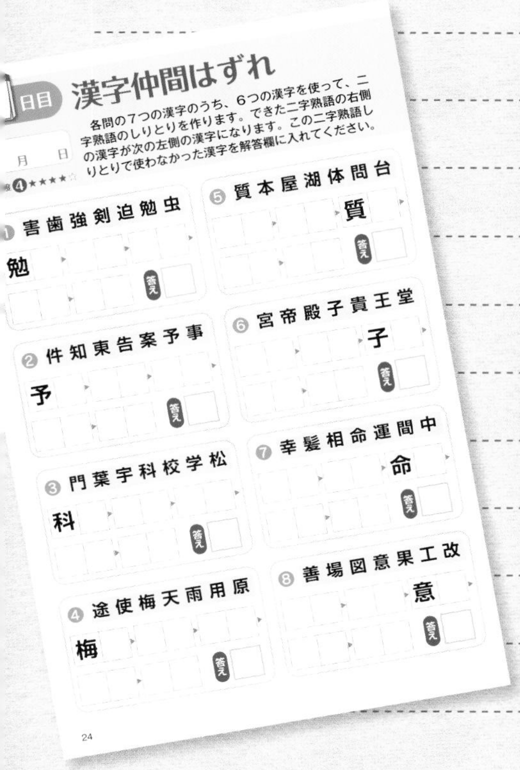

認知機能は、漢字や言葉などの
問題を解くことで向上します。
そのために役立つのが
『漢字脳活ひらめきパズル』シリーズです。
本書に取り組むことで
楽しみながら新しい知識が得られ、
あなたの知識力はさらに強化されるでしょう。
そして、漢字パズルを毎日、
1ヵ月間にわたってチャレンジして、
認知機能も同時に高めていきましょう。

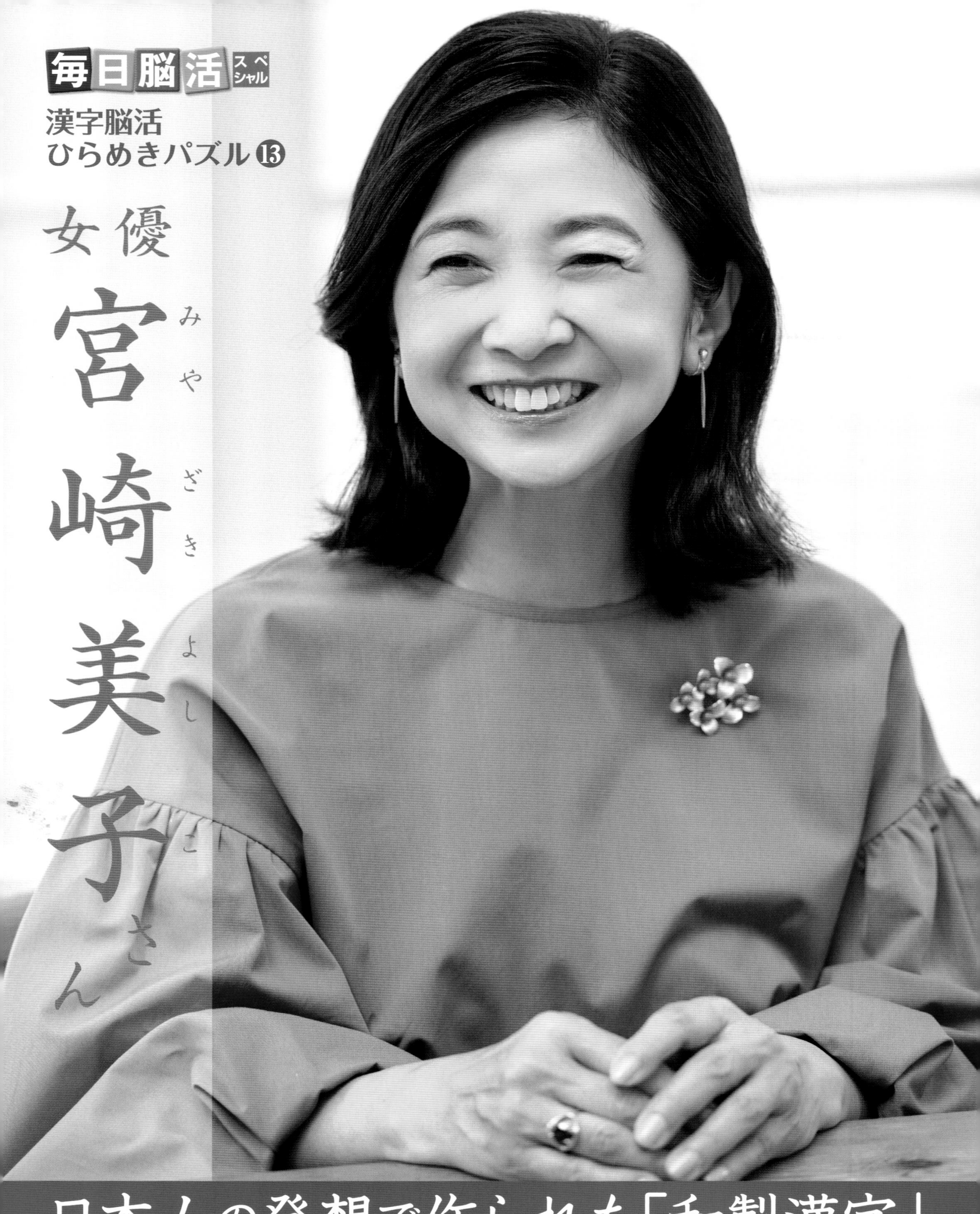

毎日脳活スペシャル

漢字脳活
ひらめきパズル⑬

女優
宮崎美子（みやざきよしこ）さん

日本人の発想で作られた「和製漢字」

国字の世界へようこそ!

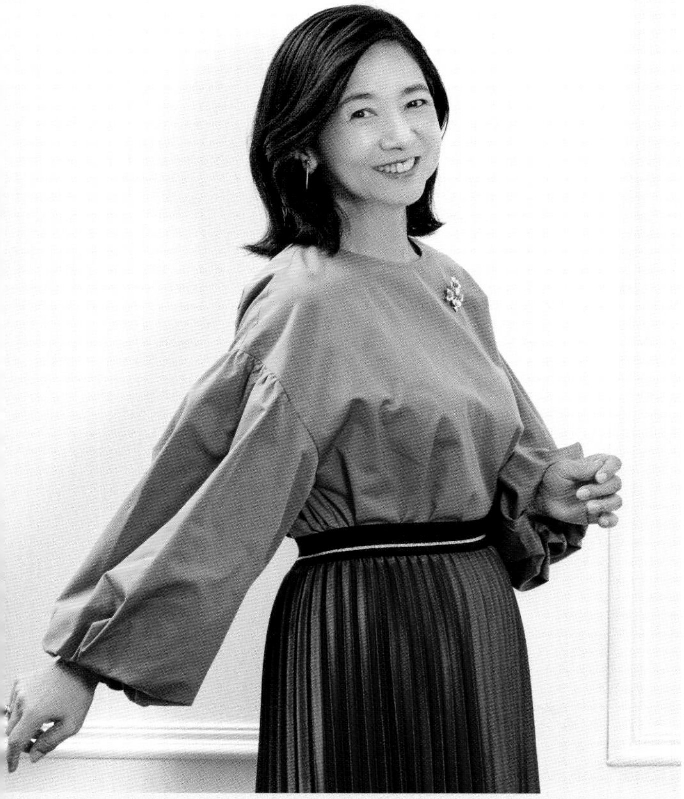

宮崎美子(みやざきよしこ)さん

Profile

1958年、熊本県生まれ。
1980年に篠山紀信氏の撮影で『週刊朝日』の表紙に掲載。同年10月にはTBSテレビ小説『元気です！』主演で本格的デビュー。
2009年には漢字検定１級を受けて見事に合格。現在では映画やドラマ、バラエティ番組と幅広く活躍している。2020年にデビュー40周年を迎えた。

日本独自の文化や習慣を表す和製の漢字「国字」

みなさんは、「国字(こくじ)」ってご存じですか？

現在、私たちが使っている漢字は、中国で生まれ、約2000年前に日本に伝わったといわれています。当時の中国は「漢(かん)」という国名だったので、「漢」で作られた文字、つまり「漢字」と呼ばれるようになりました。

ところが、漢字の中には、日本で作り出されたものもあるのです。国字とは、そんな日本独自の漢字のことをいいます。

日本で国字が作られるようになったのは、日本独特の文化や習慣をいい表すためです。漢字ではうまく意味を表現できない場合に、漢字の要素や作り方にならって作られた和製漢字、ということです。

そのためか、国字には、文字を見ればおおよその意味の見当がつくものが多くあります。例えば、

颪（おろし）

プロ野球・阪神タイガースの応援歌「六甲おろし」の颪です。

下＋風＝颪

というわけ。風が吹き下りるから、颪。わかりやすいですね。

次に、この字も国字です。

峠（とうげ）

山道の上りと下りの境目の地点。

山＋上＋下＝峠

これもわかりやすい！

私は、漢字検定１級を受検したさい、国字の勉強にはちょっと気合を入れました。漢字検定の準１級では国字の読み、１級では国字の読みと書きが出題されます。

私が受検した当時、１級の合格ラインは200点満点中160点。そのうち国字に関する

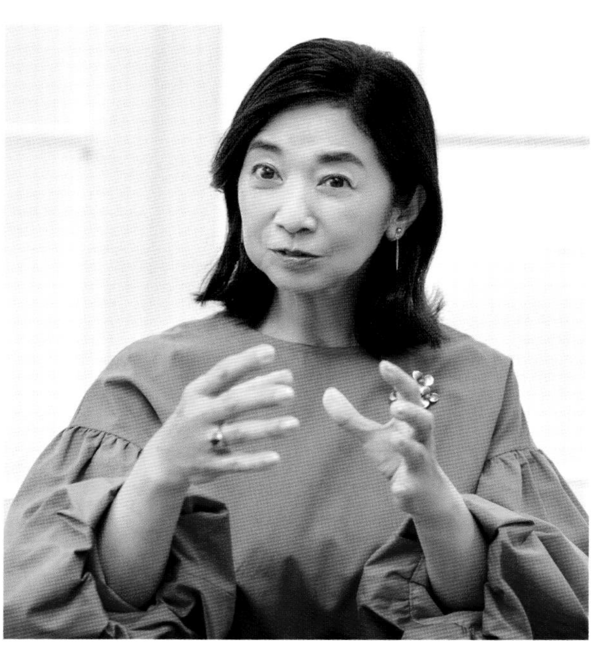

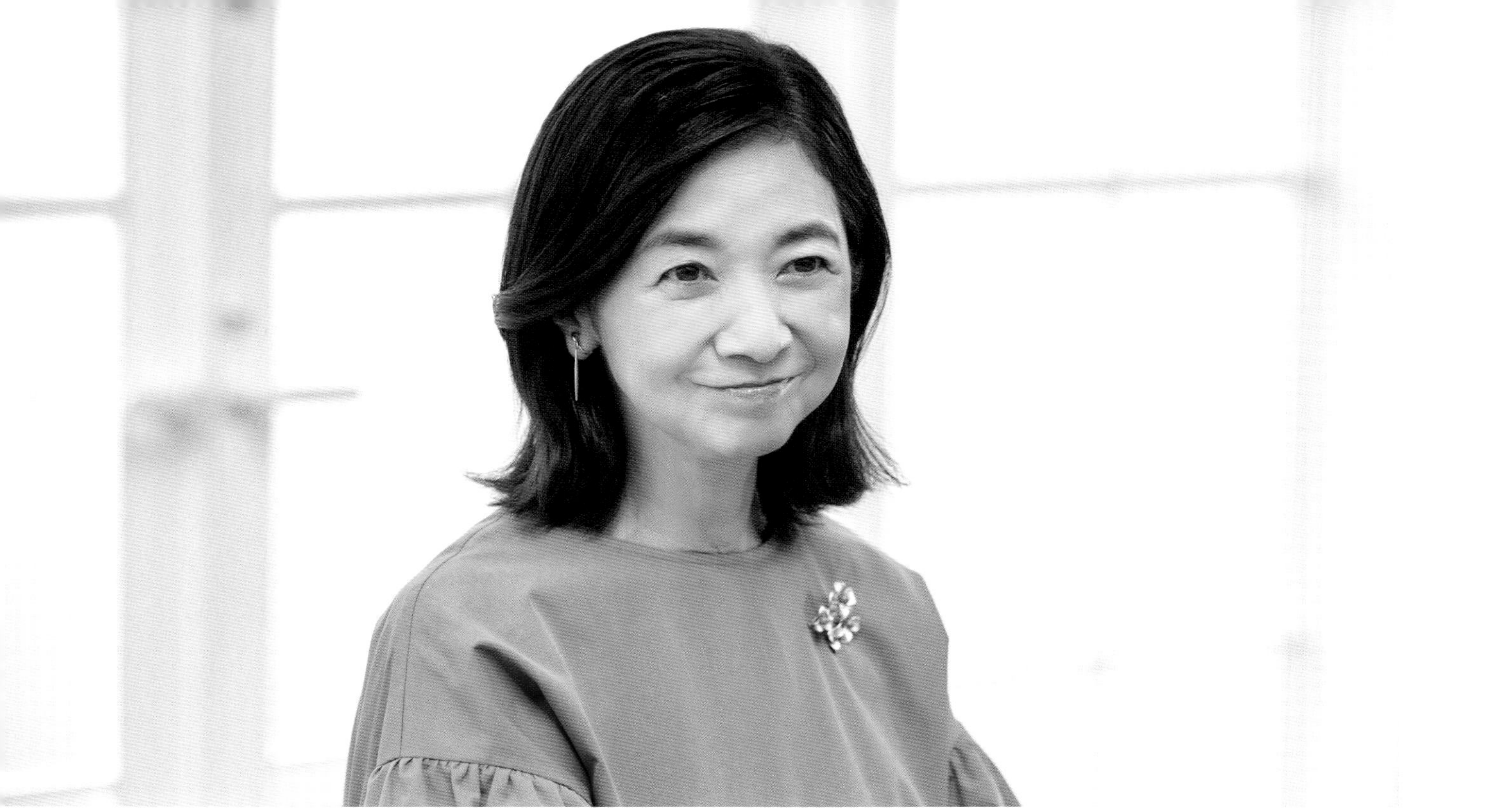

出題の配点は10点もあるんですよ。

国字の数は1,500字とも2,000字ともいわれていますが、漢字検定における国字の出題範囲は約120字。この範囲をしっかり頭の中に入れて10点を確実に取れば、合格に大きく近づくのではないかと思ったのです。

「漢字の本場」中国の人が読めない漢字って？

「畑」という漢字があります。小学校で習う漢字で、みなさんも普通に使っている文字かと思います。訓読みで「はた」「はたけ」と読み、音読みはありません。この漢字も国字です。

中国では、田んぼ（水田）も畑も、すべて「田」という漢字で表していたそうです。でも、それだと昔の日本では不便だったのでしょうね。そこで、水を張る田んぼは「田」を使い、水を張らずに雑草や作物の茎を火で焼いて肥料とする、いわゆる焼き畑を「畑」という漢字を作って表したといわれています。焼き畑なので、田んぼに火、と書くのですね。

そのためか、漢字辞書で畑の文字を調べるさい、「部首索引（さくいん）」で「火へん」の箇所を見ても、畑は出てこないんです。畑の部首は「田」ですから。あくまで「田」からできた文字だということでしょうか。簡単な漢字なのに、奥が深いですね。

この畑という漢字には、忘れられない思い出があります。

10年以上も前の話になりますけど、「ムツゴロウ」の愛称で知られる作家の畑正憲（はたまさのり）さんの少年時代のお話がドラマ化されたことがあって、私も畑さんのお母さん役で出演しました。畑さんのお宅にもお邪魔をさせていただいて、ドラマのスタッフみんなで合宿みたいに、とても楽しくお仕事をした思い出があります。

さて、このドラマでは、本物の中国人の方が中国人役を演じていました。その方が、「畑」の文字を見て、

「この文字は漢字ではないので読めません」って、おっしゃったんですね。

「えっ、漢字じゃないってどういうこと？」って、そのときはとても驚きました。いきなり漢字の本場の方に、これは漢字ではないっていわれても困っちゃいます。でも、

畑は日本で独自に作られた漢字なので、中国の方が知らないのは当然なんですよね。

畑って、みんなが当たり前に知って使っている漢字じゃないですか。この漢字が、日本で作られた国字ということを実際に目の当たりにして、とても新鮮な驚きを覚えたことが、思い出として残っています。

国字という考え方を、小学校や中学校で教わった記憶がないので、この経験が国字というものを初めて意識した場面かもしれませんね。

初めて見る国字もたくさんありました

国字は、日本人の身近なものであるにもかかわらず当てはまる漢字が見つからないときに、自分たちで作った独自の漢字です。漢字は中国発祥の文化ですが、他国の文化を貪欲に取り入れて独自のものを作り上げるという日本人の知的な性格を、国字は象徴していると感じます。

そこで、どんな国字が作られてきたのか、いろいろと調べてみました。私も漢字検定を受検するさい、国字の勉強をかなりしたつもりでしたが、初めて見る国字もたくさんありました。そんな国字の中から、印象に残った国字をいくつか紹介します。

辷る（すべる）

しんにょうに漢数字の一と書いて「辷」。「すべ（る）」と読みます。すべって転んで……の、すべるですね。

一は平らな場所を指し、しんにょうは勢いよく進むということ。つまり、物の表面を滑らかに移動するという意味なんだそうです。平坦な道をダッシュしたら、勢いづいてすべってしまって、って受験生には禁句かな（笑）。

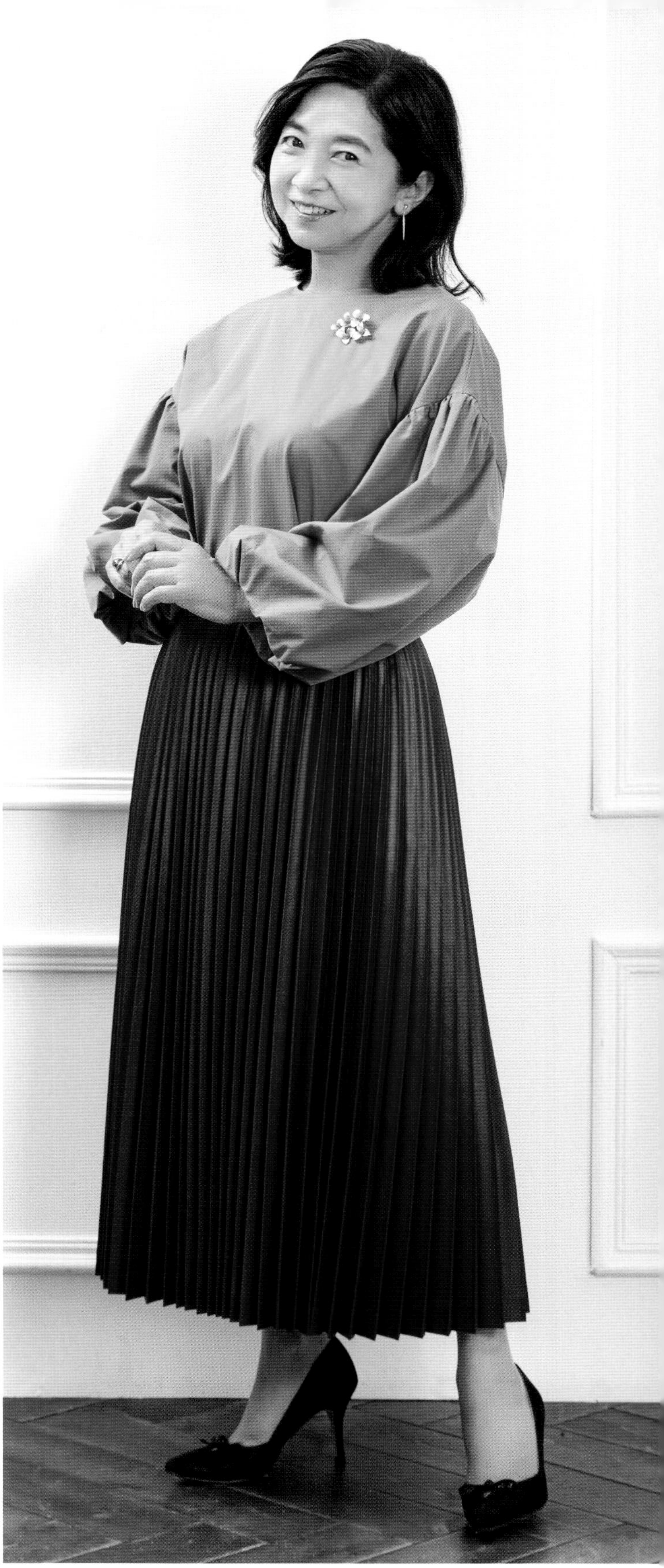

撮影◎石原麻里絵（fort）
ヘアメイク◎荒木由希子
スタイリスト◎坂能翠（エムドルフィン）
衣装協力◎ブラウス、スカート／ともにR-ISM/ジュニアー
☎03-5931-4972
イヤリング／ PEAQ/ムラタ☎03-3882-7010
珊瑚ブローチ／アジュテ ア ケイ
☎088-831-0005 www.kyoya-coral.com
リング／ NINA RICCI/エスジェイ ジュエリー
☎03-3847-9903
パンプス／銀座かねまつ/銀座かねまつ6丁目本店
☎03-3573-0077

簓（しいし）

「簓」は「伸子」（しんし）ともいい、布や反物を染めたり洗ったりしたさい、干すときにシワにならないようにピンと張るための竹製の道具のことです。

こういう道具があったから、これをどう表すかということで、この国字ができたんです。ただ、この国字が記録の上で残っても、肝心の現物が存在しなくなれば、何を示す漢字なのかがわからなくなってしまいますよね。私も見たことはありますが、使ったことはありませんから。

この文字のように、国字には、その字が作られた当時ならともかく、今ではすっかり使われずに忘れられたものが多いんですよ。「それって何？」みたいな。

確かに、読み書きさえできれば、試験で点数を取ることはできます。でも、読み書きができても意味がわからないって、なんとなく気持ち悪いんですよね。その漢字の表すものが実際に存在して、こういう機能があるんだということを知ったら、もっと楽しいし、世界も広がると思うんです。

鰵（めくじら）

めくじら、つまり「メスのクジラ」のことです。クジラは漢字で「鯨」と書きますが、鯨は国字ではありません。

ところで、この鯢のように、日本語で動物の「オス」「メス」をはっきり示す漢字があるのって、珍しいと思いませんか？例えば英語では、オスの牛はox、メスの牛はcowと異なる単語で表しますが、日本語だと「牡牛」「牝牛」と、もとになる言葉の前に「オス」「メス」を意味する言葉をつけて表します。

そんな中、メスのクジラを表す鰵という国字が作られた。ということは、日本人はクジラへの思いが強い民族だから、クジラの雌雄を区別することが大切な意味を持っていたのかなって思いました。私はクジラにくわしいわけではないので、あくまで想像ですが。

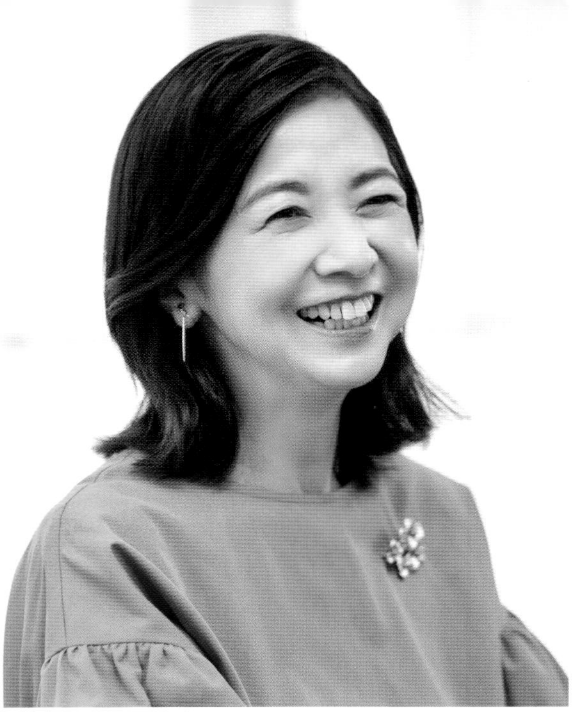

ちなみに、魚へんの漢字には、国字がとても多くあります。お寿司屋さんで魚へんの漢字がたくさん書かれた湯飲み茶わんを見ると、日本人の海の生き物に対する繊細な思いを、ものすごく強く感じるんです。

いつまでも残ってほしい国字という文化

テレビのクイズ番組に出演すると、「創作漢字の問題」が出題されることがあるんですよ。新たに作り出した漢字の読みと意味を、トンチを使って答えるような。

国字を見ていると、日本人って、昔からこうした創作漢字作りのようなことをずっと行ってきたんだなって、つくづく思います。

現代の日本語って、外来語や和製英語などのカタカナ語があふれていますよね。時代の流れでしかたのない面はあるでしょう。それでも、当てはまる日本語がない場合も無理にでも自分たちのほうに引き寄せて文字を作る国字のような文化は、いつまでも残ってほしいですね。

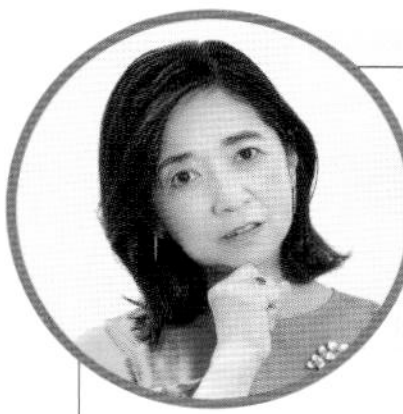

今月のおまけトリビア

私が旅した全国の難読地名クイズ

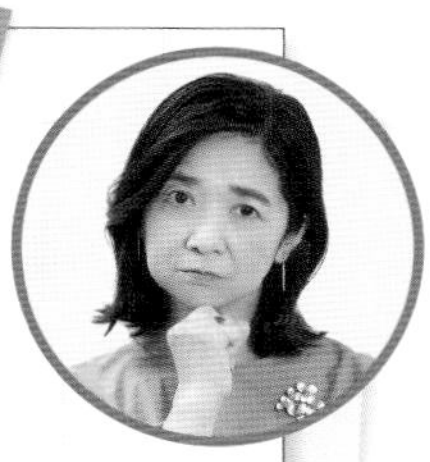

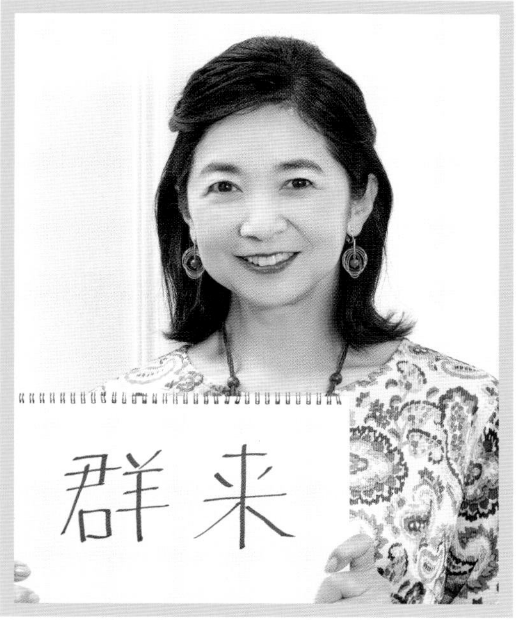

今月の「全国の難読地名クイズ」は、北海道の地名からの出題です。

仕事で北海道の小樽～余市方面を訪れた私たちが目にした地名は「**群来**」。さて何と読むでしょう？もちろん「ぐんらい」ではありませんよ！

ちなみに、この「群来」という地名は、小樽地方で見られる自然現象が由来になっています。

魚が群れをなしてやってくる現象が「群来」です。この漢字「**鯑**」に関係する魚です。今回はこれも問題にしてしまいましょう。難しいかな？

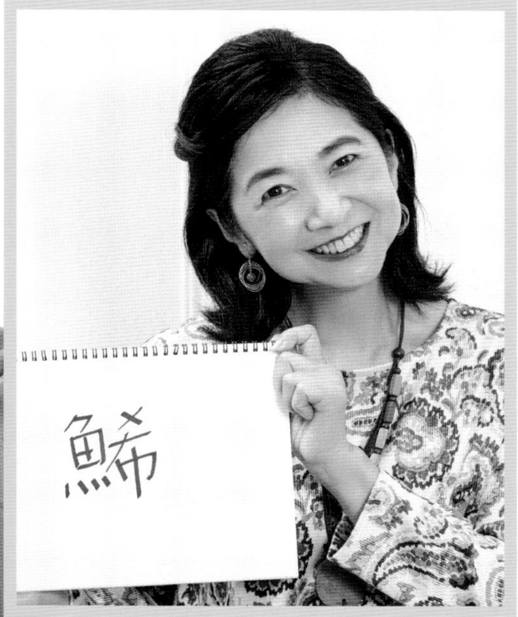

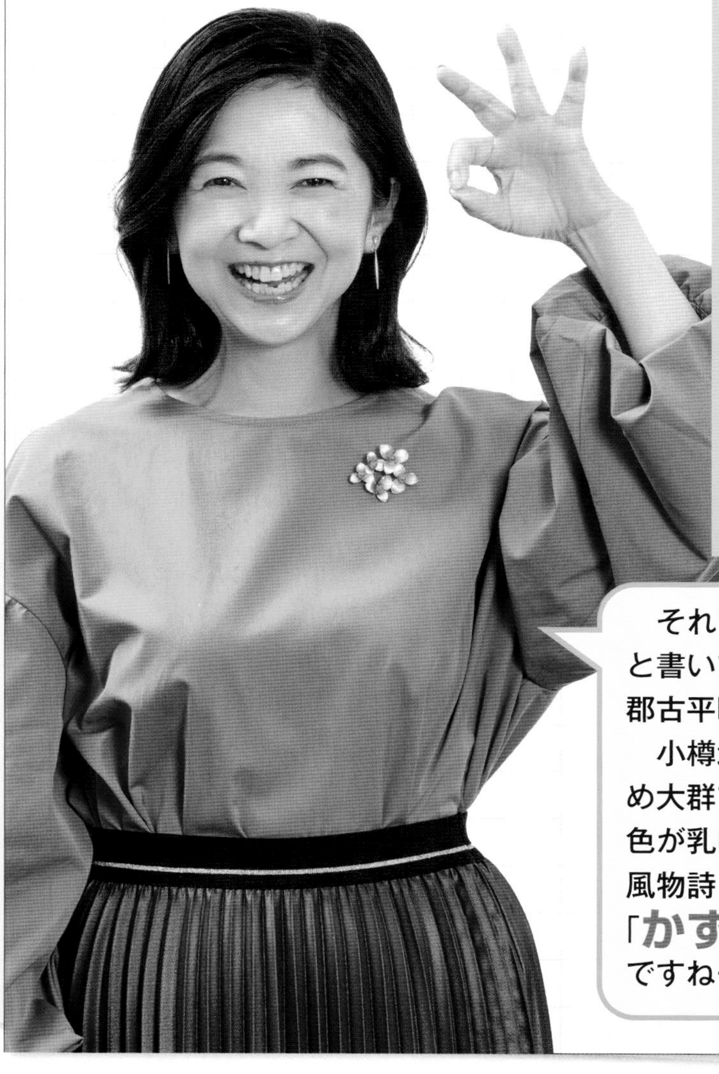

それでは正解を発表しましょう。「群来」と書いて「**くき**」と読みます。北海道古平郡古平町にある地名です。

小樽地方の沿岸では、ニシンが産卵のため大群で押し寄せ、産卵・放精によって海の色が乳白色になる群来という現象が、春の風物詩となっています。ちなみに「鯑」は「**かずのこ**」。お正月に欠かせない食材ですねー。

宮崎美子さんが出題！
漢字教養トリビアクイズ⑬

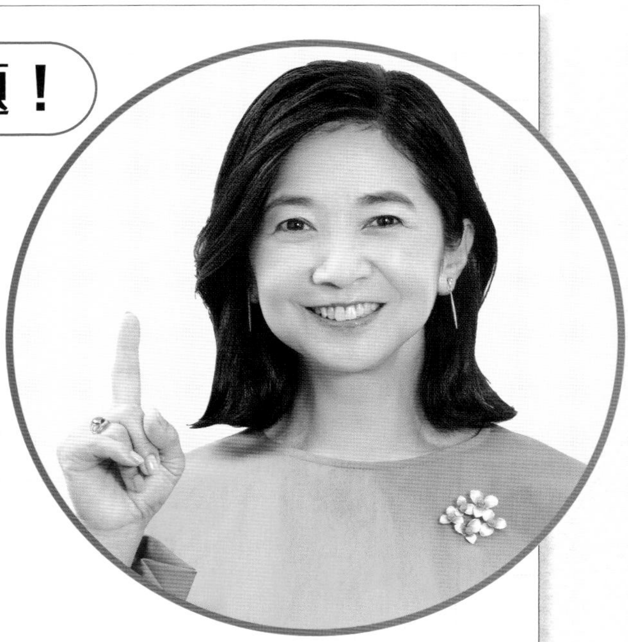

今回は、インタビューでもお話しした「国字」について、何問か出題させていただきました。

クイズでは比較的わかりやすい国字を選びましたが、国字の中には、「こんな文字が本当に実在するの？」って思えるようなものも少なくないんです。例えば、この文字。

𩙽

魚へんに嵐で「ブリザード」って読む国字なんだそうです。ブリザードって南極や北極の吹雪のことだから「嵐」を使うのはわかるのですが、なぜに魚へん？って思いませんか。吹雪といっしょに魚も飛んできそうですね（笑）。

宮崎美子さんが出題！漢字教養トリビアクイズ⑬ 目次

1 国字の読み方クイズ

各問、カギかっこの中に書かれた国字の読み方を答えてください。国字の後ろに書かれているのは、その国字の由来です（由来は諸説あります）。

① 「椙」まっすぐ盛んに伸びる木(昌は盛んという意味)　読み方

② 「鯎」北海道に桜の花が咲くころに旬を迎える魚　読み方

③ 「鱩」秋田で雷が鳴る11月ごろによく獲れる魚　読み方

④ 「垳」土が削られていく地形　読み方

⑤ 「暎」夜が明けてきて、日が昇ってくるころ　読み方

⑥ 「桒」木が茂る山の下方のなだらかな部分　読み方

⑦ 「籾」刃のようにとがった皮がついたままの米　読み方

⑧ 「塀」土で固めた垣根(屏)　読み方

⑨ 「糎」100分の１(厘)メートル(米)　読み方

⑩ 「搾る」手で押して狭(窄)める　読み方

⑪ 「岃」山林で働く人が使う幅広の刀　読み方

⑫ 「鮨」岩の間に棲む魚　読み方

⑬ 「鯱」姿は魚で頭は虎という伝説上の動物　読み方

⑭ 「躾」身を美しく飾る礼儀作法　読み方

2 国字の書き方クイズ

各問、カギかっこの中に書かれた読み方と、その後ろに書かれた由来（由来は諸説あります）をもとに、正しい国字をヒントから選んで答えてください。

①「いわし」水揚げすると弱って腐りやすい魚　答え □

②「ささ」竹と、葉（省略形で世と書く）とから成り、竹の葉、ひいて、小さな竹の意を表す　答え □

③「いかるが」角のように丈夫なくちばしをもつ鳥　答え □

④「しぎ」田んぼで姿をよく見る鳥　答え □

⑤「あくつ」低い土地　答え □

⑥「なぎ」風がやんで海面が穏やかな状態　答え □

⑦「こがらし」木を吹き枯らす風　答え □

⑧「くるま」主に人力車を意味する　答え □

⑨「はなし」話と同じだが、新しく独創的な話（口）を表す　答え □

⑩「つじ」十字路。人が行きかう道　答え □

⑪「たこ」風と布（巾）で空高く舞い上がる玩具　答え □

⑫「こうじ」米にコウジカビが繁殖するさい、花が咲くように生えるようす　答え □

⑬「むしる」毛を少なくする　答え □

⑭「しゃく」辛苦が積もって起こる病気　答え □

ヒント

噺	俥	鰯	凩	毟	鴫	凧
圷	鵤	笹	癪	糀	凪	辻

3 願い事四字熟語クイズ

絵馬や短冊でよく見る、願い事を表す四字熟語を集めました。正しい言葉になるように、各問の空欄を漢字で埋めてください。

① 商いがうまくいきますように	⇒	商	□	繁	□
② 家族に災厄がなく、健康で過ごせますように	⇒	家	□	安	□
③ 母子ともに健康に出産を迎えられますように	⇒	□	産	祈	□
④ よいご縁に巡り合いますように	⇒	□	縁	和	□
⑤ 穀物が豊かに実りますように	⇒	□	穀	□	穣
⑥ 大きな望みがかないますように	⇒	大	□	成	□
⑦ よい巡り合わせがやってきますように	⇒	運	□	□	昇
⑧ 病気にかからず健康に過ごせますように	⇒	□	病	□	災
⑨ 入れ替わり立ち替わり、多くのお客様が来ますように	⇒	千	□	万	□
⑩ たちの悪い病気が治りますように	⇒	悪	□	□	散
⑪ これからますます運が開けますように	⇒	厄	□	開	□
⑫ 結ばれた者どうし、仲よく暮らせますように	⇒	夫	□	円	□
⑬ 金銭に恵まれますように	⇒	□	運	□	上
⑭ 会社の運気が上がっていきますように	⇒	□	運	□	昌

熊本の阿蘇神社では、毎年３月中旬に、国の重要無形民俗文化財に指定されている「火振り神事」が行われます。田作祭（たつくりまつり）とも呼ばれる、⑤を祈念する祭事です。

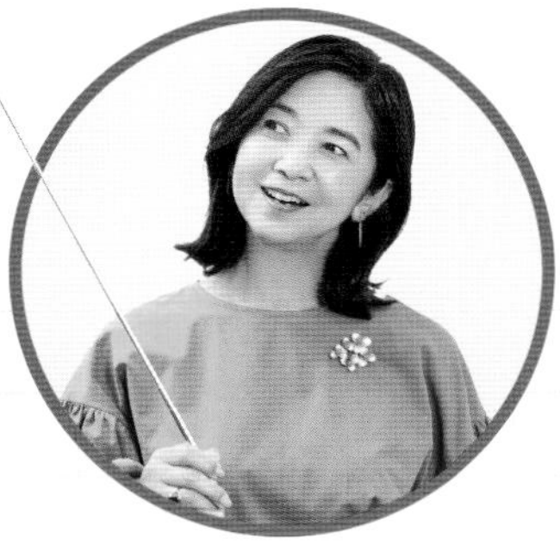

4 お祭り用語クイズ

お祭りに関する言葉を集めました。各問のお祭り用語の読み方をひらがなで答えてください。

①半纏 ⇒ ［　　　　］

②神輿 ⇒ ［　　　　］

③直会 ⇒ ［　　　　］

④曳山 ⇒ ［　　　　］

⑤縁日 ⇒ ［　　　　］

⑥宵宮 ⇒ ［　　　　］

⑦雪駄 ⇒ ［　　　　］

⑧提灯 ⇒ ［　　　　］

お祭りといえば浴衣！今年は、とても素敵な浴衣を久しぶりに新調しました。東海道五十三次をモチーフにした、ちょっと珍しい柄なんです。

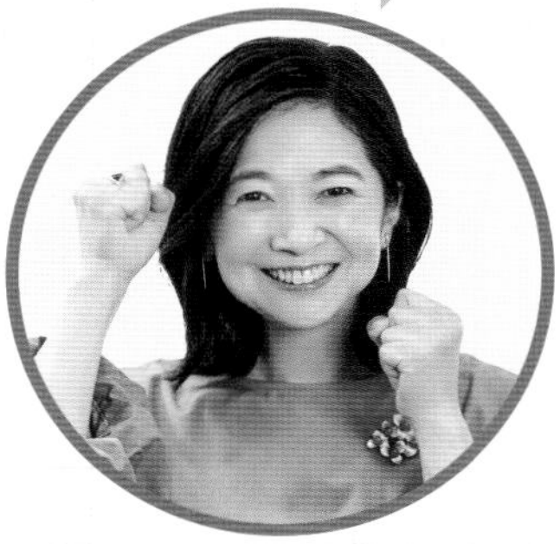

5 理義字クイズ

理義字（りぎじ）とは、「弱」「羽」などのように、同じ漢字を２つ組み合わせて構成された漢字のことです。この理義字の漢字を、思いつくだけ下の解答欄に書いてください。５つ以上答えられればすごいです。

6 動物の漢字クイズ

各問の漢字言葉は、動物の名前を表しています。それぞれの読み方を、ヒントの中から選んで答えてください。

① 駱駝 ⇒		⑥ 山椒魚 ⇒	
② 縞馬 ⇒		⑦ 胡獱 ⇒	
③ 海驢 ⇒		⑧ 長尾驢 ⇒	
④ 蟻食 ⇒		⑨ 鴨嘴 ⇒	
⑤ 白鼻芯 ⇒		⑩ 抹香鯨 ⇒	

ヒント

トド　ラクダ　アリクイ　シマウマ　アシカ
マッコウクジラ　ハクビシン　カンガルー
カモノハシ　サンショウウオ

7 共通部首当てクイズ

各問に書かれている漢字には、それぞれ共通してある部首をつけることができます。その部首は何か、例にならって当てはまる部首を答えてください。

【例】云　由　九　干　欠⇔ 車（転、軸、軌、軒、軟）

① 未昌及土今兄 ⇒		⑤ 文工圭令夆合 ⇒	
② 欠官反耳司并 ⇒		⑥ 奇支甲鳥夆夋 ⇒	
③ 己寸乍各星告 ⇒		⑦ 也玄瓜長単尓 ⇒	
④ 台公白廷亢方 ⇒		⑧ 川主尺区太句 ⇒	

8 読めるけど書けない漢字クイズ

「なんとなく読めるけど、いざ書くのは難しい」という言葉を集めました。ヒントから漢字を選んで、各問のひらがなを漢字で書いてください。間違えないよう正確に書き取りましょう。

①けんか ⇒ □□　⑤けんそう ⇒ □□

②てこ ⇒ □□　⑥こけん ⇒ □□

③けいけん ⇒ □□　⑦しこう ⇒ □□

④そんたく ⇒ □□　⑧かいぎゃく ⇒ □□

ヒント

騒	度	梃	諧	沽	喧	券	敬
虔	好	謔	嗜	子	喧	忖	嘩

9 ことわざ漢字クイズ

ヒントの中から□に当てはまる漢字を入れて、①～⑧のことわざを完成させてください。

①□から手が出る

②雨後の□

③□に傷持つ

④去る者は日々に□し

⑤色の白いは七□隠す

⑥□いも甘いも噛み分ける

⑦亭主の好きな赤□帽子

⑧□の脛をかじる

⑦「赤□帽子」の読みは「あかえぼし」。昔、元服した男子がかぶった「えぼし」は、通常は黒塗りであることから、亭主が赤いえぼしを好めば家族はそれに従わなければならないという意味です。

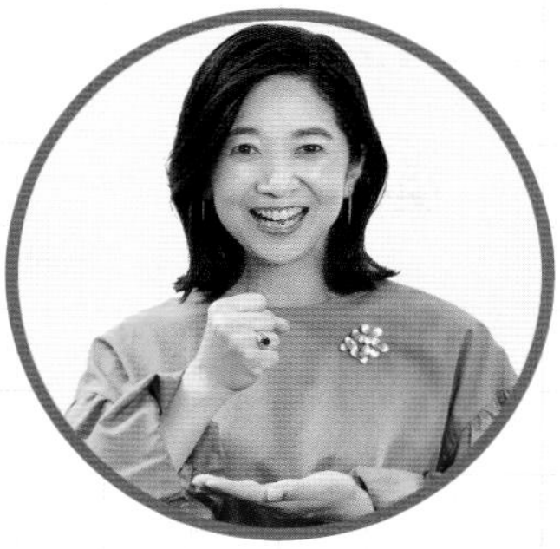

ヒント

親	難	筍	烏
疎	脛	喉	酸

10 植物の漢字クイズ

植物の名前を表す漢字を集めました。当てはまる読み方をヒントの中から選んで答えてください。

① 藺草 ⇒ □
② 木通 ⇒ □
③ 御形 ⇒ □
④ 浜木綿 ⇒ □
⑤ 芍薬 ⇒ □
⑥ 水芭蕉 ⇒ □
⑦ 竜胆 ⇒ □

⑦竜胆は私の生まれ故郷・熊本の県花です。阿蘇の草原に紫色の可憐な花を咲かせます。

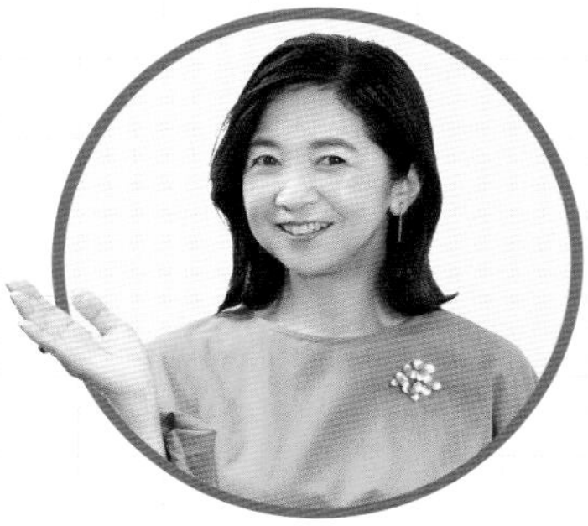

ヒント　アケビ　イグサ　ゴギョウ　リンドウ　ハマユウ　ミズバショウ　シャクヤク

11 同じ漢字を二度使う四字熟語クイズ

各問の２つの□には、それぞれ同じ漢字が入ります。ヒントから□に入る漢字を選んで四字熟語を15個完成させてください。

① □衣□食
② 刑□□件
③ 野□□物
④ 全□優□
⑤ 大□進□
⑥ □長□短
⑦ □真□銘
⑧ □給□足
⑨ 岡□八□
⑩ □信□疑
⑪ 年□基□
⑫ □便□僧
⑬ 百□満□
⑭ 無□矢□
⑮ □飲□食

ヒント　小　目　金　半　事　点　暴　生　理　正　学　自　一　勝　粗

漢字教養トリビアクイズ⑬ 解答

1 国字の読み方クイズ

①すぎ、②ほっけ、③はたはた、④がけ、⑤あさぼらけ、⑥ふもと、⑦もみ、⑧へい、⑨センチメートル、⑩しぼる、⑪なた、⑫いわな、⑬しゃち、⑭しつけ

2 国字の書き方クイズ

①鰯、②笹、③鵤、④鴫、⑤圷、⑥凪、⑦凩、⑧俥、⑨噺、⑩辻、⑪凧、⑫糀、⑬毟る、⑭癪

3 願い事四字熟語クイズ

①商売繁盛、②家内安全、③安産祈願、④良縁和合、⑤五穀豊穣、⑥大願成就、⑦運気上昇、⑧無病息災、⑨千客万来、⑩悪病退散、⑪厄除開運、⑫夫婦円満、⑬金運向上、⑭社運隆昌

4 お祭り用語クイズ

①はんてん、②みこし、③なおらい、④ひきやま、⑤えんにち、⑥よいみや、⑦せった、⑧ちょうちん

5 理義字クイズ

双、競、朋、林、圭、炎、など

6 動物の漢字クイズ

①ラクダ、②シマウマ、③アシカ、④アリクイ、⑤ハクビシン、⑥サンショウウオ、⑦トド、⑧カンガルー、⑨カモノハシ、⑩マッコウクジラ

7 共通部首当てクイズ

①口（味、唱、吸、吐、吟、呪）、②食（飲、館、飯、餌、飼、餅）、③酉（配、酎、酢、酪、醒、酷）、④舟（船、舩、舶、艇、航、舫）、⑤虫（蚊、虹、蛙、蛉、蜂、蛤）、⑥山（崎、岐、岬、嶋、峰、峻）、⑦弓（弛、弦、弧、張、弾、弥）、⑧馬（馴、駐、駅、駆、駄、駒）

8 読めるけど書けない漢字クイズ

①喧嘩、②梃子、③敬虔、④忖度、⑤喧騒、⑥沽券、⑦嗜好、⑧諧謔

9 ことわざ漢字クイズ

①喉（のど）から手が出る　意味：欲しくてたまらないこと

②雨後の筍（たけのこ）　意味：物事が相次いで現れること

③脛（すね）に傷持つ　意味：隠しているやましいことがある

④去る者は日々に疎（うと）し　意味：親しかった者も、顔を合わせなくなると月日がたつにつれて疎遠になっていく

⑤色の白いは七難（しちなん）隠す　意味：肌の色が白い女性は少しくらいの欠点は隠れて美しく見える

⑥酸（す）いも甘いも噛み分ける　意味：人生経験が豊かで世間の微妙な事情や人情の機微によく通じている

⑦亭主の好きな赤烏帽子（あかえぼし）　意味：どんなことでも、一家の主人の言うことには従わなければならない

⑧親（おや）の脛（すね）をかじる　意味：子が経済的に自立できず、親に養ってもらっていること

今回もお疲れ様でした。
❶国字の読み方クイズは、少し難しかったかな？たとえ正解できなかったとしても、それぞれの国字の由来を読んで、解答を確認して「なるほど！おもしろい！」と思っていただければ、出題したかいがあったというものです。
それでは次回もお楽しみに！

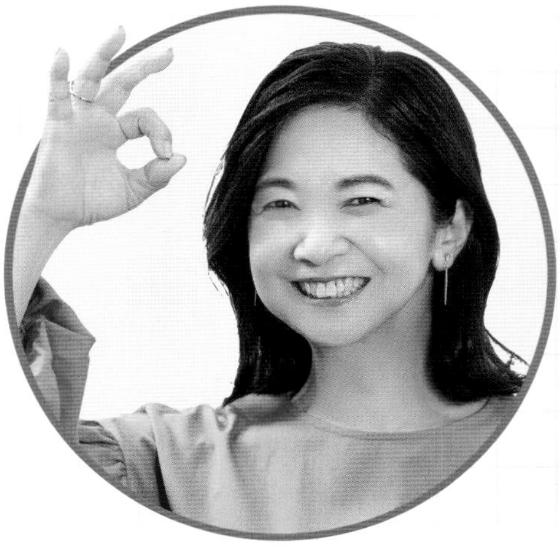

10 植物の漢字クイズ

①イグサ、②アケビ、③ゴギョウ、④ハマユウ、⑤シャクヤク、⑥ミズバショウ、⑦リンドウ

11 同じ漢字を二度使う四字熟語クイズ

①粗衣粗食、②刑事事件、③野生生物、④全勝優勝、⑤大学進学、⑥一長一短、⑦正真正銘、⑧自給自足、⑨岡目八目、⑩半信半疑、⑪年金基金、⑫小便小僧、⑬百点満点、⑭無理矢理、⑮暴飲暴食

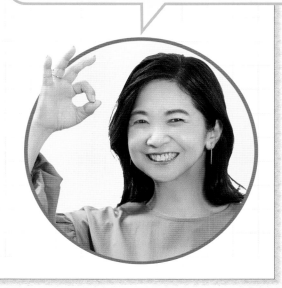

漢字や計算のドリルに取り組めば
脳の第2のピークが高い位置で保たれ判断力や理解力がぐんぐん向上します

東北大学教授　川島隆太（かわしまりゅうた）

認知機能の低下は脳の前頭前野の衰えが原因

「人の名前が思い出せない」「待ち合わせの時刻や場所を勘違いした」――中高年以降は年を重ねるにつれ、物忘れやうっかりミスが増えてきます。頭の回転が鈍くなり、若いころのように瞬時に物事を判断することも難しくなってきます。

記憶力や情報を処理する速度といった脳の機能は、20代にピークを迎え、その後は徐々に低下していきます。しかし、一方的に下がりつづけるわけではありません。実は、脳は60～70代に"第２のピーク"を迎えるといわれています。

専門的な話になりますが、人間の知能は「流動性知能」と「結晶性知能」の２つに分類されます。

流動性知能は、新しいことを学習したり、記憶したりする知能のこと。結晶性知能は、長年にわたり知識や経験を蓄積することで、高度な判断力や理解力、さまざまな能力を発揮する知能を指します。

この２つの知能は、ピークを迎える時期が異なります。流動性知能は20代でピークに達し、その後は加齢に伴って徐々に低下します。

一方、過去の経験や体験によって培われた結晶性知能は20代以降も上昇し、60～70代にピークを迎えるのです。その後、緩やかに低下しますが、80代でも若いころと同じレベルを維持できることがわかっています。

●外出頻度と認知機能障害のリスク

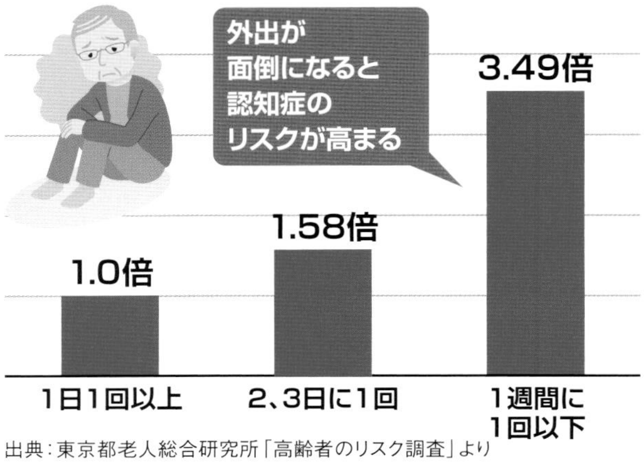

出典：東京都老人総合研究所「高齢者のリスク調査」より

結晶性知能のピークを高い状態で保つには、漢字や計算などのドリルを解く脳トレーニングが有効です。脳トレで脳を鍛えながら、さらに日ごろの生活で経験を積み上げていくことで、結晶性知能のピークを高い位置でキープできるのです。

少し難しい挑戦で脳はぐんぐん成長する

先ほど述べたように、記憶力など流動性知能のピークは20代。にもかかわらず、高齢でありながら記憶力も思考力も衰えない人もいます。脳の研究者の間では、こうした人たちを「スーパーエイジャー」と呼んでいます。

スーパーエイジャーは若いころと同じレベルの脳機能を保ち、好奇心や意欲も失われていません。多くのことに挑戦し、いつまでもいきいきと生活しています。

米国・ノースイースタン大学の研究チームによると、スーパーエイジャーは日常的に難易度の高い活動を行うことで、脳を成長させ

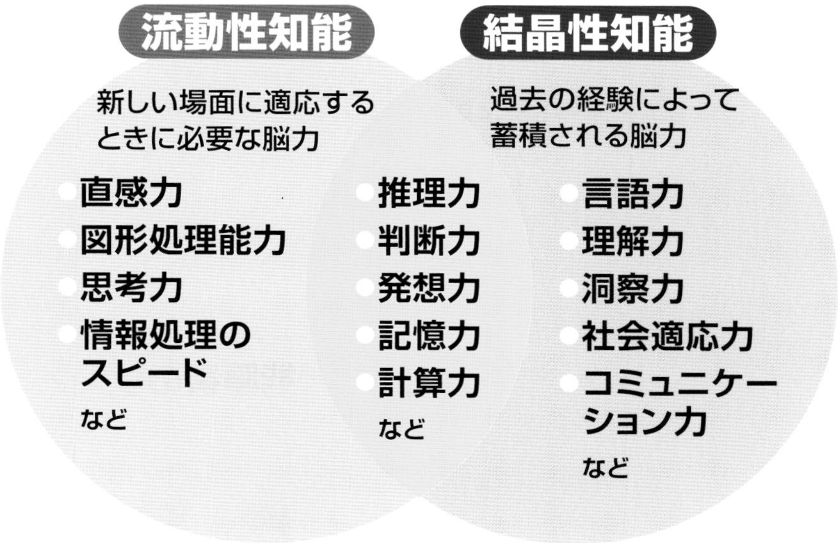
流動性知能
新しい場面に適応するときに必要な脳力
直感力
図形処理能力
思考力
情報処理のスピード
など
結晶性知能
過去の経験によって蓄積される脳力
推理力
判断力
発想力
記憶力
計算力
など
言語力
理解力
洞察力
社会適応力
コミュニケーション力
など

●経験によって蓄積される能力は年齢を重ねるごとにアップ

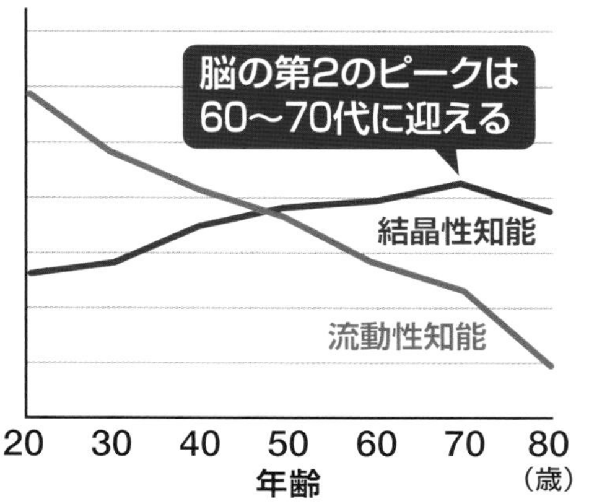

ていると発表しています。実際、彼らの研究報告を見ると、語学学習のほか、アフリカ大陸の最高峰・キリマンジャロの登頂をめざすスーパーエイジャーがいました。

いくつになっても、少し困難なチャレンジをすることで、脳はぐんぐん成長します。それが、高齢になっても20代のような脳を維持する秘訣だといえるでしょう。

“厄介で面倒なこと”が認知機能を高める

日々のチャレンジの第一歩としておすすめなのが、「厄介で面倒なこと」に取り組むことです。

認知症の初期症状の１つに挙げられるのが、何もかも面倒になること。外出や掃除、入浴などが面倒になるのは、脳の認知機能の衰えが原因だといわれています。

逆に考えれば、厄介で面倒なことは、認知機能を高めて脳を鍛える効果が期待できます。

普通のケージ（かご）で育てたマウスと、かごの中に迷路を作るなど厄介で面倒なケージで育てたマウスの脳を比較しました。すると、厄介で面倒なケージで育てたマウスのほうが、脳の体積が増加。脳の体積が増えるということは、脳の神経回路がより複雑になり、より働きやすくなったことを意味します。

高齢になるほど、面倒なことを避けたり、後回しにしたりしがちです。しかし、脳の機能を高い状態で維持するためにも、厄介で面倒なことを意識的に行うことが大切です。

- 勉強するときは動画の教材を眺めるより、紙と鉛筆で学習する
- デリバリーやスーパーの総菜より、自分で料理する
- タクシーより、電車やバスを使う
- テレビやインターネットより、新聞や書籍から情報を得る

簡単な手段や方法を選ぶより、厄介で面倒なほうを選択するという積み重ねで、脳はいつまでもいきいきと働くのです。

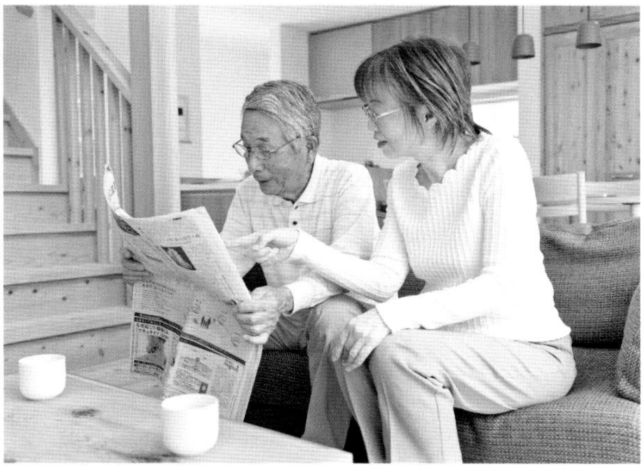

脳の活性化には新聞や書籍から情報を得るのがいい

漢字・計算・言葉のドリルの実践で

認知機能を支配する脳の前頭前野が活性化すると試験で確認されました

試したすべてのドリルで脳の血流が大幅に促進

いくつになっても、毎日何かに挑戦しつづけることで、脳は衰えることなく、ぐんぐん成長します。そのために役立つのが『漢字脳活ひらめきパズル』シリーズです。

最近の研究では、数字や文字を使ったドリルを解くことで脳が活性化するばかりか、認知症を予防したり、症状を改善したりすることも明らかになっています。

実際、ドリルを解くことが脳にどのような影響を与えるのか、「NIRS（ニルス）」（近赤外分光分析法）という機器を使って調べてみました。

NIRSは太陽光にも含まれる光を利用して脳の血流を測定できる、安全性が高い最先端の機器です。血流が増えれば脳は活発に働いていることを示し、減っていれば活性化していないと判定できます。

NIRSを使ったドリルの試験は、2020年12月に行いました。試験の参加者は、60～70代の男女40人。全員、脳出血や脳梗塞など脳の病気の経験はなく、試験当日の健康状態も良好でした。

試験に使ったのは「漢字」「計算」「言葉」「論理」「知識」「記憶」「変わり系」の７系統、計33種類のドリル。内容はバラエティに富んでおり、クイズ形式になっている問題もあります。

試験では、全33種類のドリルを全員で分担し、１人当たり15種類の問題を解いてもらいました。その結果、すべてのドリルで、安静時と比較して、参加者の脳の血流が促進。そのうち27種類のドリルは、顕著に脳の血流を増加させる効果が判明したのです。

● ドリル種類別の脳活動

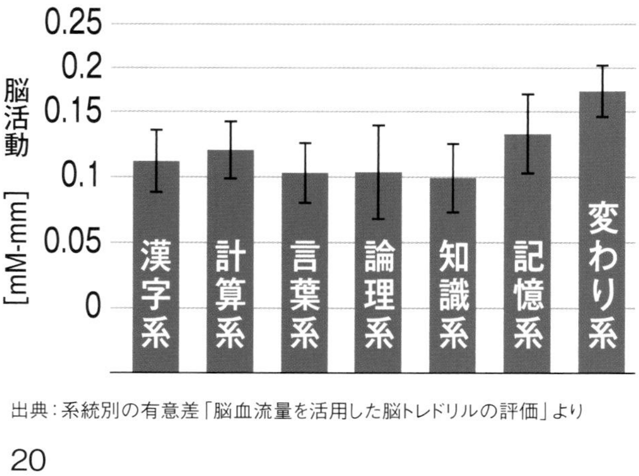

出典：系統別の有意差「脳血流量を活用した脳トレドリルの評価」より

記憶や計算、思考や判断をつかさどる脳の前頭前野

NIRSの試験で、数字や文字を使ったドリルを解くことで、脳の働きを活性化させることが確認されました。

NIRSによって血流増加が判明したのは、脳の「前頭前野」という領域です。

脳の約80％を占めているのが、大脳です。大脳は大きく「前頭葉」「頭頂葉」「後頭葉」「側

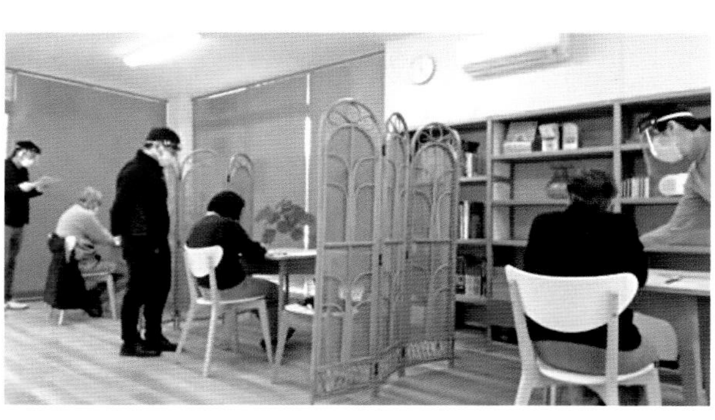

NIRSを使用した本書ドリルの試験のようす

ここが前頭前野

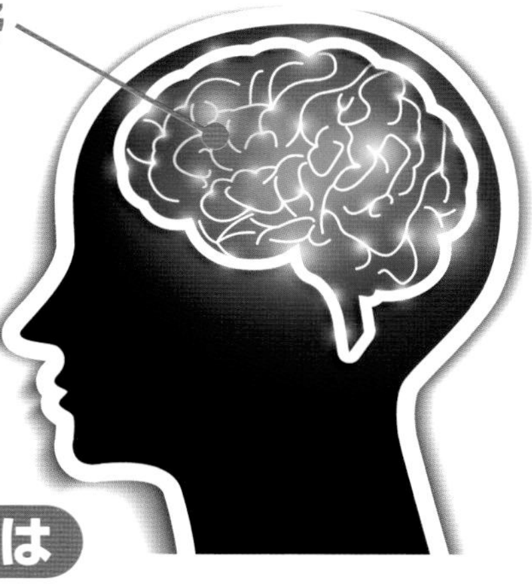

前頭前野とは

大脳の約30%を占め「脳の司令塔」とも呼ばれる領域。考える・記憶する・感情をコントロールする・判断するなど、認知機能をつかさどっている。

● トポグラフィ画像（脳血流測定）

安静時　　ドリル実践中

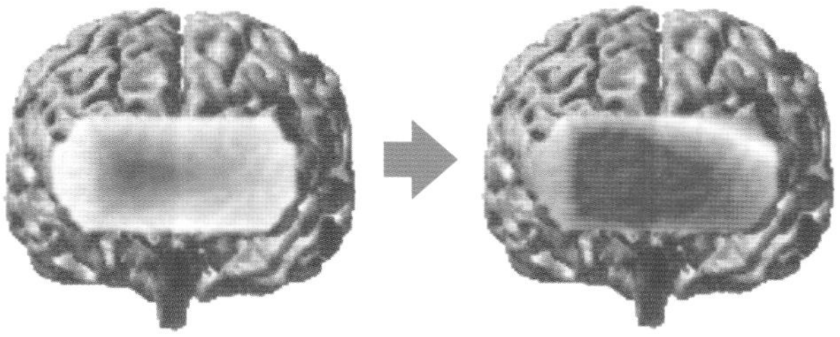

ドリルを実践する前の前頭前野の血流

赤い部分は脳の血流を表している。ドリルの試験中に血流が向上した

頭葉」に分けられます。この4つの領域はそれぞれ異なった役割を持ち、最も重要な働きを行うのが、おでこのすぐ後ろにある前頭葉の前頭前野です。

前頭前野は、私たち人間の認知機能をつかさどり、「脳の司令塔」とも呼ばれています。

認知機能とは、思考や判断、記憶、意欲、学習、計算、言語、想像など、脳の高度な活動のこと。仕事や家事、趣味、人とのコミュニケーションなど、人間らしい生活が送れるのも、前頭前野の働きによるものといっても過言ではありません。

ただし、新しいことを学習したり、記憶したりする機能は20代をピークに、その後は徐々に低下します。中高年に差しかかると、年を重ねるごとに物忘れやうっかりミスが増えてきます。これも前頭前野の衰えによるものです。

問題を楽しみながら速く解くことを心がけよう

一方で、前頭前野の働きは数字や文字を使ったドリルを解く脳トレによって、復活させることができます。

物忘れやうっかりミスが減り、感情面も上手にコントロールできるようになります。年齢に関係なく、人間らしい生活を取り戻せるのです。

『漢字脳活ひらめきパズル』シリーズでは、NIRSによる試験で脳の前頭前野の活性化を確認したものと同種のドリルの中から、漢字系の問題を厳選して収録しています。

問題に取り組むさいに特に意識してほしいのが、間違いはあまり気にせずにできるだけ速く解くこと。正解にこだわり、じっくり考えるよりも、間違いを気にせずに速く解くほうが、前頭前野は活発に働くようになるからです。

さらに、楽しみながら解くことも肝心。同じ脳を使うにしても、つまらなかったり、考え込んだりしてしまうと、脳の血流が減少することもあるのです。本書では、点を1から順につないで漢字を浮かび上がらせる「数字つなぎ三字熟語」や、空欄に入る漢字をパズルのように推理する「漢字推理ドリル」など、楽しみながら取り組める問題ばかりです。

30日間、毎日異なるドリルを実践でき、新たな知識を得ることもできるでしょう。ぜひ日々の習慣として『毎日脳活』を楽しんでください。

毎日脳活 スペシャル 漢字脳活ひらめきパズルの効果を高めるポイント

ポイント1 毎日続けることが大切

「継続は力なり」という言葉がありますが、漢字ドリルは毎日実践することで、脳が活性化していきます。２～３日に１度など、たまにやる程度では効果は現れません。また、続けていても途中でやめると、せっかく若返った脳がもとに戻ってしまいます。毎日の日課として、習慣化するのが、脳を元気にするコツだと心得てください。

ポイント2 1日2ページ、朝食後の午前中に

１日のうちで脳が最も働くのが午前中です。できるかぎり、午前中に取り組みましょう。一度に多くの漢字ドリルをやる必要はなく、１日２㌻でOK。短い時間で集中して全力を出し切ることで、脳の機能は向上していくのです。また、空腹の状態では、脳はエネルギー不足。朝ご飯をしっかり食べてから行いましょう。

ポイント3 できるかぎり静かな環境で

静かな環境で取り組むことがポイントです。集中しやすく、脳の働きもよくなります。テレビを見ながらや、ラジオや音楽を聴きながらやっても、集中できずに脳を鍛えられないことがわかっています。周囲が騒がしくて気が散る場合は、耳栓を使うといいでしょう。

ポイント4 制限時間を設けるなど目標を決めて取り組む

目標を決めると、やる気が出てきます。本書では、年代別に制限時間を設けていますが、それより少し短いタイムを目標にするのもいいでしょう。解く速度を落とさずに、正解率を高めていくのもおすすめです。１ヵ月間連続して実践するのも、立派な目標です。目標を達成したら、自分にご褒美をあげると、さらに意欲も出てきます。

ポイント5 家族や友人といっしょに実践する

家族や友人といっしょに取り組むのもおすすめです。競争するなどゲーム感覚で実践すると、さらに楽しくなるはずです。何よりも、「脳を鍛える」という同じ目的を持つ仲間と実践することは、とてもやりがいがあります。漢字ドリルの後、お茶でも飲みながらコミュニケーションを取ることも、脳の若返りに役立つはずです。

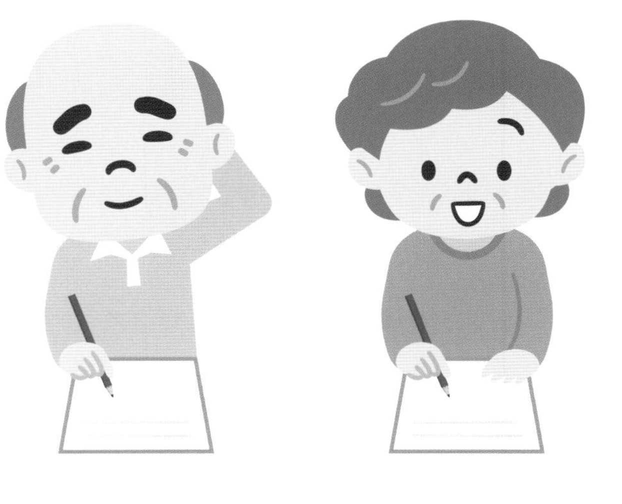

とにかく楽しい厳選問題！

大人気脳トレ「漢字パズル」15

記憶力・認知力アップ

問題を手がかりに一時的に覚える「短期記憶」と子供のころに習った漢字など「思い出す力」を鍛えます。

- 1・16日目 **漢字仲間はずれ**
- 3・18日目 **並べ替えW熟語探し**
- 6・21日目 **片づけ四字熟語**
- 9・24日目 **熟語駅伝**
- 12・27日目 **体の部位当てドリル**

漢字仲間はずれ

① 害 歯 強 剣 迫 勉 虫
勉
答え

⑤ 質 本 屋 湖 体 問 台
質
答え

② 件 知 東 告 案 予 事
予
答え

⑥ 宮 帝 殿 子 貴 王 堂
子
答え

注意力・集中力アップ

指示どおりの文字を探したり、浮かび上がった図形から文字を読み取ったりするなど、注意力・集中力が磨かれます。

- 4・19日目 **誤読漢字チェック**
- 7・22日目 **数字つなぎ三字熟語**
- 13・28日目 **同音熟語合わせ**

誤読漢字チェック

① 気障
意味 気取っていて嫌味なこと。
答え

② 日和見
意味 有利なほうにつこうと、形勢をうかがうこと。
答え

③ 欠片
意味 欠けてできた断片。
答え

⑥ 初々しい
意味 ものなれないようすで、好感が持てるさま。
答え

⑦ 殺生
意味 生物を殺すこと。
答え

⑧ 好事家
意味 変わった物事に興味を抱く人。
答え

直感力アップ

知識や経験を総動員して、素早く決断を下したり行動に移したりする力が身につきます。

- 8・23日目 **漢字連想クイズ**
- 11・26日目 **ひらめき二字熟語**
- 15・30日目 **漢字推理ドリル**

漢字連想クイズ

① イキジク○ュョウガ
博士号 研究 ／ 講義 論文

② ヨゴ○シク
体色 カメレオン ／ 擬態 迷彩柄

③ ンウ○コウニ
番頭 商家 ／ のれん分け 住み込み

⑥ ロブ○ロテ
温泉 屋外 ／ 野湯 源泉

⑦ ヤン○イト
船場 卸し ／ かっぱ橋 城下町

⑧ ンコュ○ウジ
物語 役割 ／ ヒーロー・ヒロイン 中心人物

思考力・想起力アップ

論理的に考える問題や推理しながら答えを導く問題で、考える力を磨き、頭の回転力アップが期待できます。

- 2・17日目 **熟語知恵の輪**
- 5・20日目 **読み仮名パズル**
- 10・25日目 **二字熟語クロス**
- 14・29日目 **歴史人名クイズ**

熟語知恵の輪

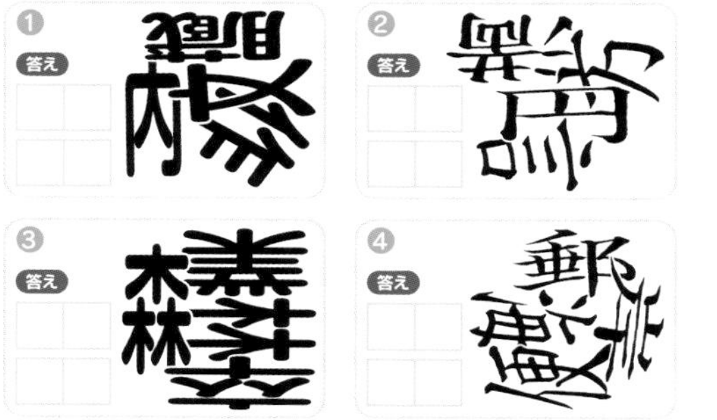

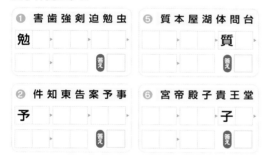

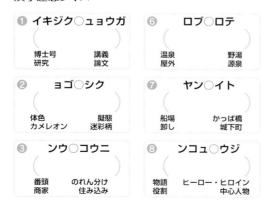

1日目 漢字仲間はずれ

実践日

月　日

難易度④★★★★☆

各問の７つの漢字のうち、６つの漢字を使って、二字熟語のしりとりを作ります。できた二字熟語の右側の漢字が次の左側の漢字になります。この二字熟語しりとりで使わなかった漢字を解答欄に入れてください。

① 害 歯 強 剣 迫 勉 虫

勉□ ▶ □□ ▶ □□ ▶ □□ ▶ □□ 答え□

② 件 知 東 告 案 予 事

予□ ▶ □□ ▶ □□ ▶ □□ ▶ □□ 答え□

③ 門 葉 宇 科 校 学 松

科□ ▶ □□ ▶ □□ ▶ □□ ▶ □□ 答え□

④ 途 使 梅 天 雨 用 原

梅□ ▶ □□ ▶ □□ ▶ □□ ▶ □□ 答え□

⑤ 質 本 屋 湖 体 問 台

□□ ▶ □□ ▶ 質□ ▶ □□ ▶ □□ 答え□

⑥ 宮 帝 殿 子 貴 王 堂

□□ ▶ □□ ▶ 子□ ▶ □□ ▶ □□ 答え□

⑦ 幸 髪 相 命 運 間 中

□□ ▶ □□ ▶ 命□ ▶ □□ ▶ □□ 答え□

⑧ 善 場 図 意 果 工 改

□□ ▶ □□ ▶ 意□ ▶ □□ ▶ □□ 答え□

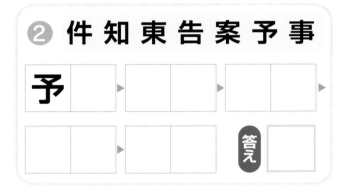

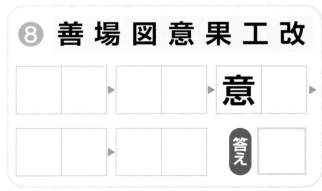

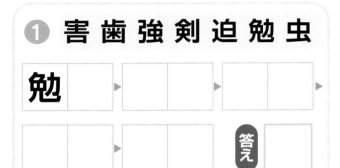

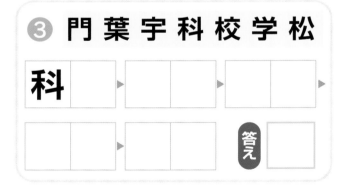

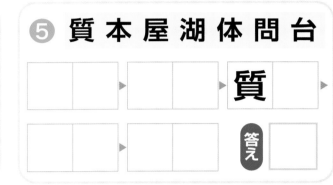

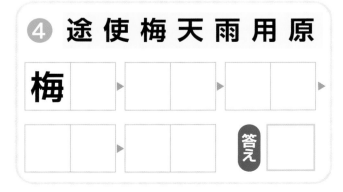

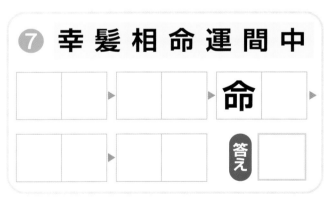

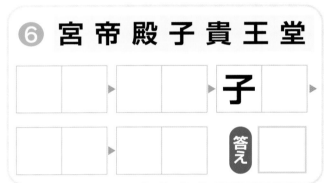

脳活ポイント

言語中枢を格段に磨く!

熟語をしりとりのようにつなげて並べることで、言語中枢である側頭葉を活性化させます。また、認知力や想起力、思考力、情報処理力も大いに磨かれると考えられます。

目標時間

50代まで	60代	70代以上
25分	35分	45分

正答数 ／16問　かかった時間 分

⑨ 菜 遠 望 期 方 待 向

期□ ▸ □□ ▸ □□ ▸ □□ ▸ □□ 答え□

⑩ 源 到 観 達 徒 光 殺

殺□ ▸ □□ ▸ □□ ▸ □□ ▸ □□ 答え□

⑪ 司 数 会 道 算 計 字

司□ ▸ □□ ▸ □□ ▸ □□ ▸ □□ 答え□

⑫ 単 現 値 真 簡 実 純

簡□ ▸ □□ ▸ □□ ▸ □□ ▸ □□ 答え□

⑬ 価 定 無 闘 前 限 格

□□ ▸ □□ ▸ 定□ ▸ □□ ▸ □□ 答え□

⑭ 属 円 延 長 遅 所 性

□□ ▸ □□ ▸ 長□ ▸ □□ ▸ □□ 答え□

⑮ 執 項 標 次 準 事 目

□□ ▸ □□ ▸ 項□ ▸ □□ ▸ □□ 答え□

⑯ 反 情 指 発 人 違 達

□□ ▸ □□ ▸ 発□ ▸ □□ ▸ □□ 答え□

※解答は84ページをご覧ください

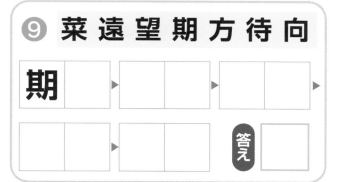

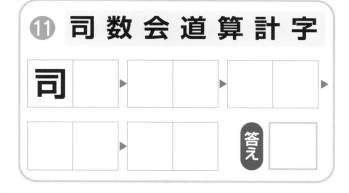

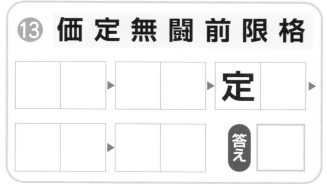

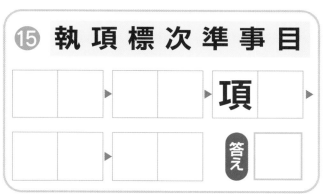

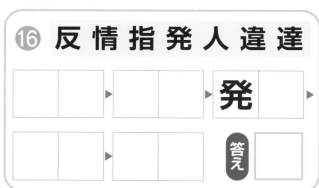

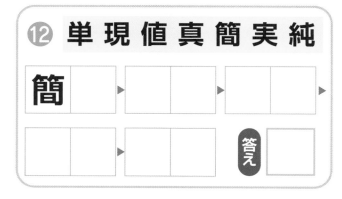

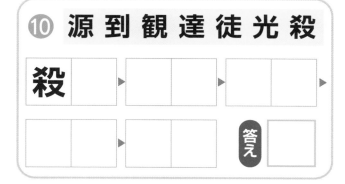

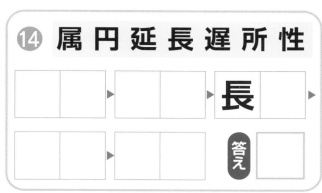

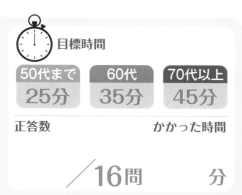

2日目 熟語知恵の輪

実践日

月　　日

難易度③★★★☆☆

各問、文字の大きさや、向きを変化させた漢字４つが、バラバラに提示されています。その４つの漢字をそれぞれ１回ずつすべて使って、日常的によく使われる二字熟語を２つ作ってください。答えは順不同です。

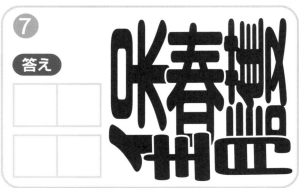

①

答え

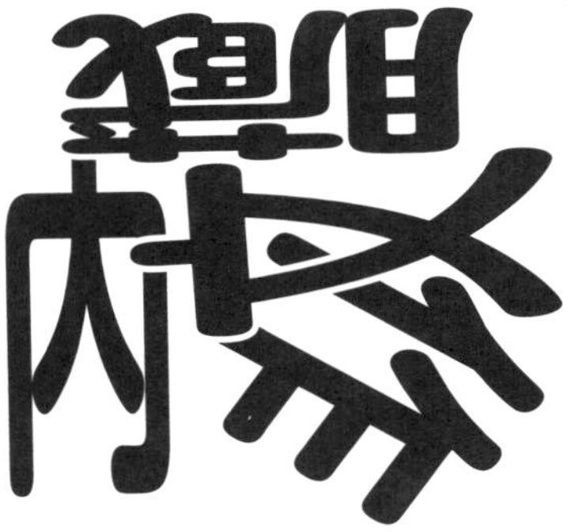

②

答え

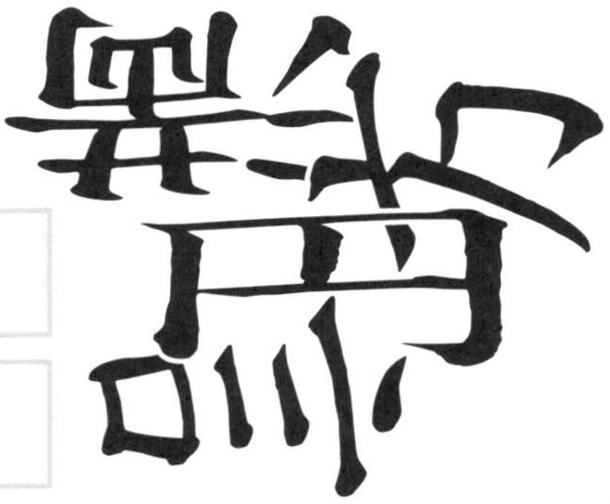

③

答え

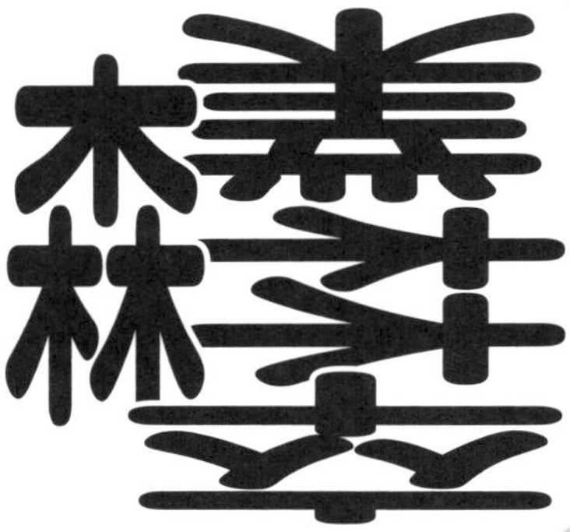

④

答え

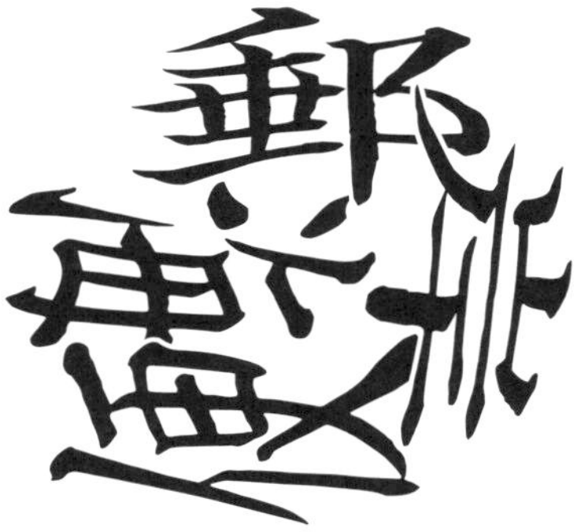

⑤

答え

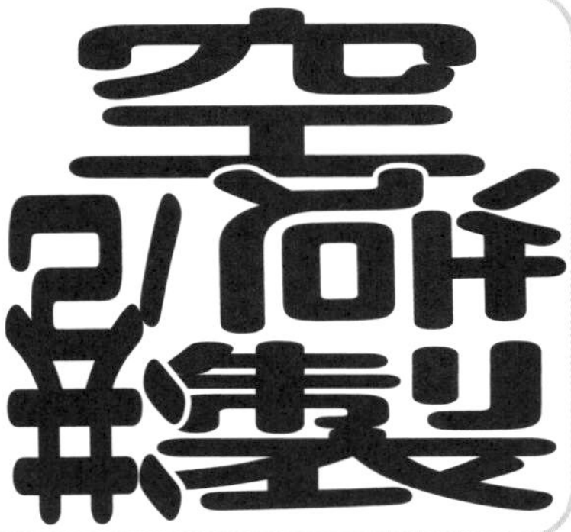

⑥

答え

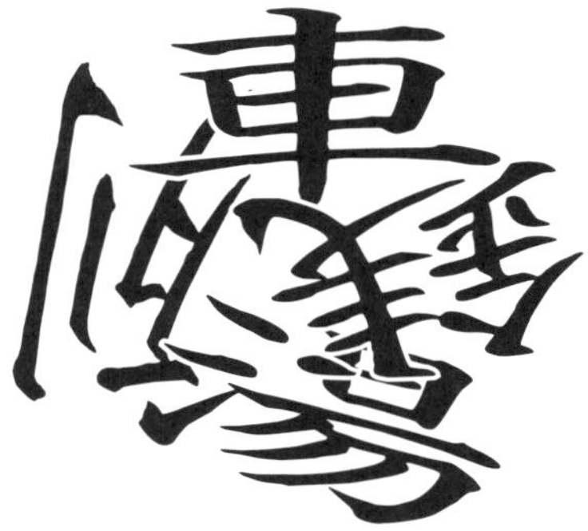

⑦

答え

⑧

答え

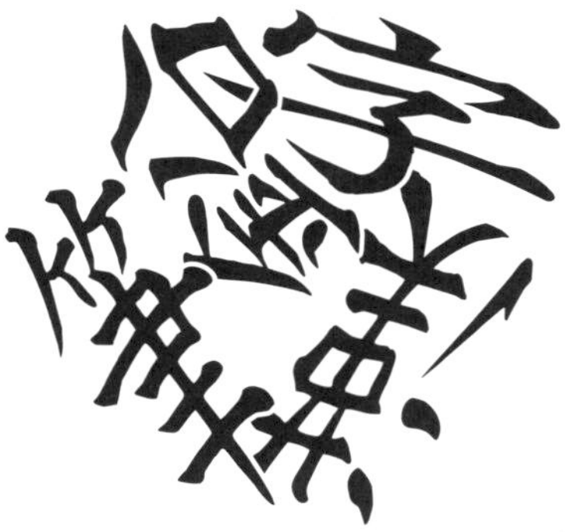

解答 ①内臓・作文、②円満・方言、③卒業・森林、④海岸・郵便、⑤空港・製造、⑥列車・鉄道、⑦保護・青春、⑧漢字・記事

脳活ポイント

想起力と識別力を磨く

４つの漢字が、あたかも知恵の輪のように組み合わさっているので、それを解きほぐす識別力と、新たに組み合わせて二字熟語を考える想起力や発想力が同時に鍛えられます。

目標時間

50代まで	60代	70代以上
15分	20分	25分

正答数　／16問

かかった時間　分

⑨

答え

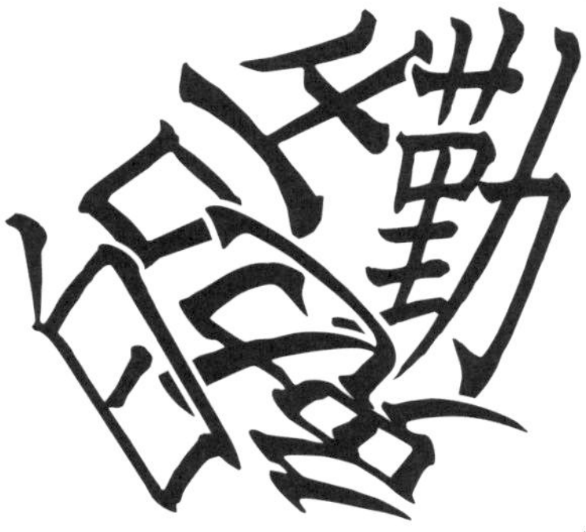

⑩

答え

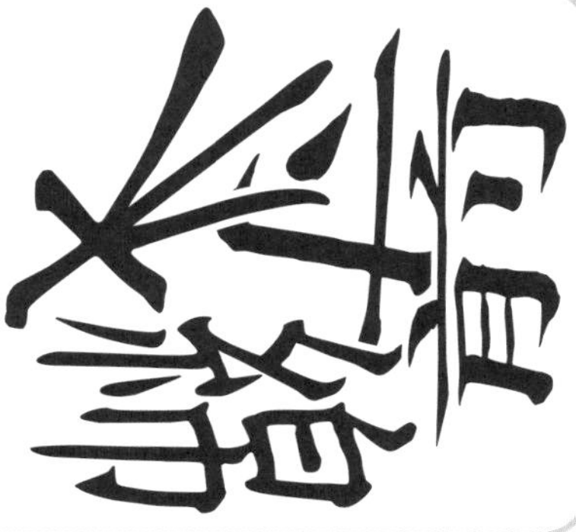

⑪

答え

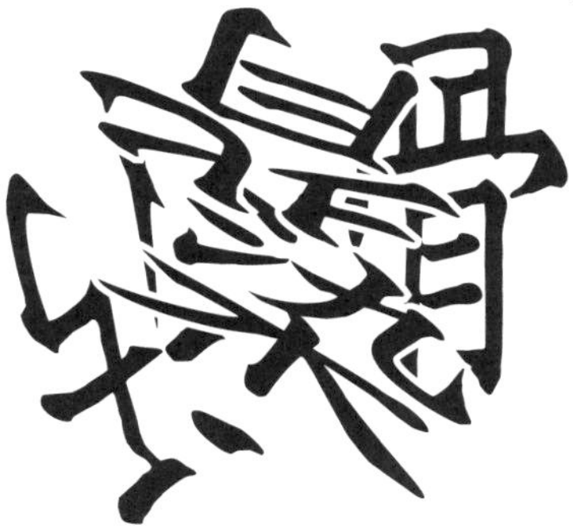

⑫

答え

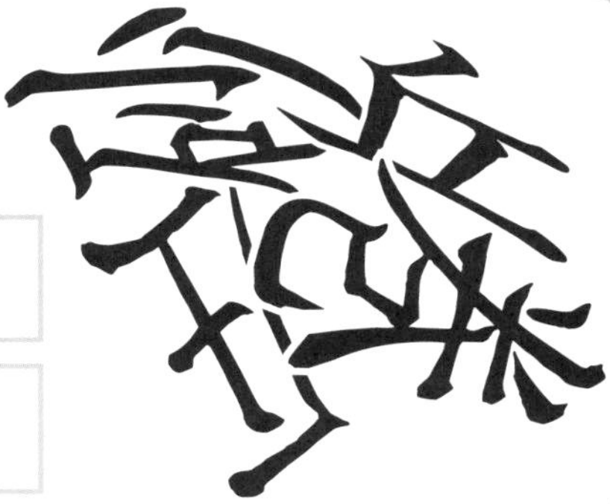

⑬

答え

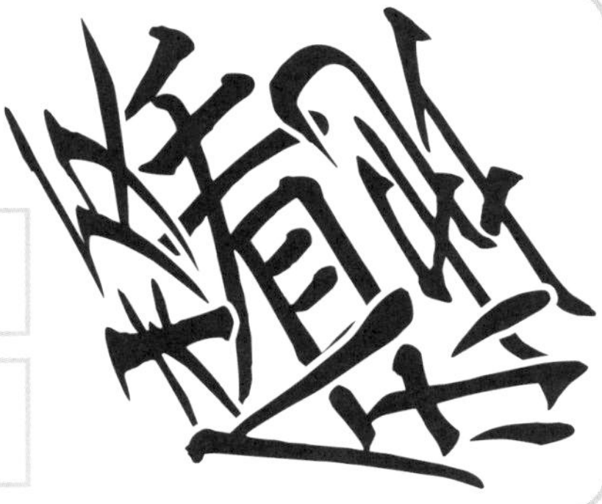

⑭

答え

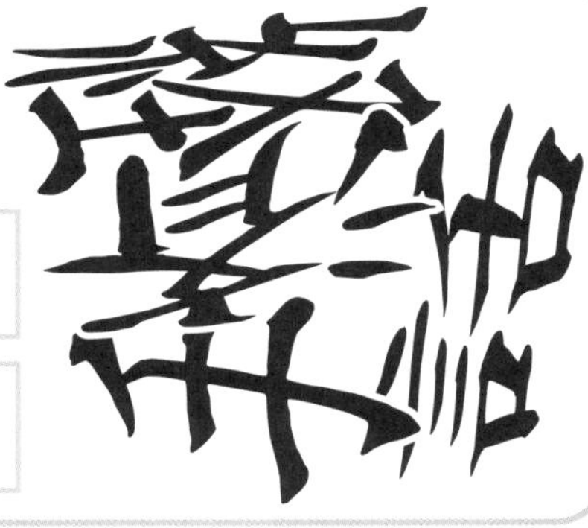

⑮

答え

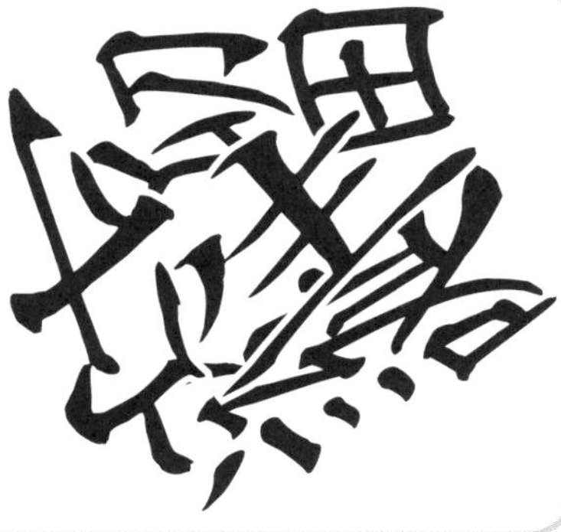

⑯

答え

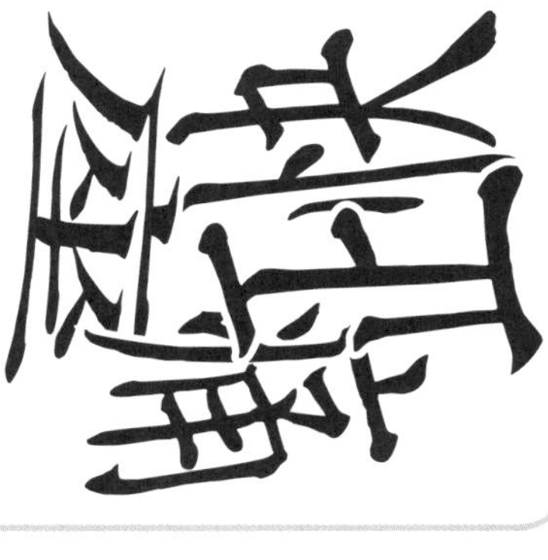

解答　⑨告白・勤勉、⑩木綿・寸前、⑪汚染・背骨、⑫砂丘・圧巻、⑬看板・余地、⑭経済・手話、⑮誕生（生誕もOK）・留守、⑯正座・痛快

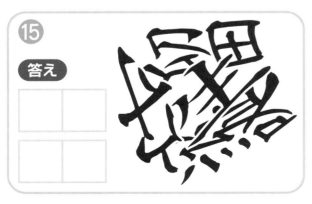

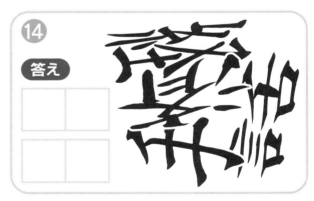

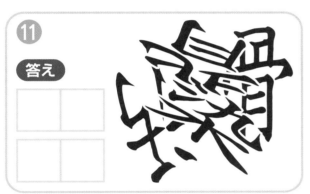

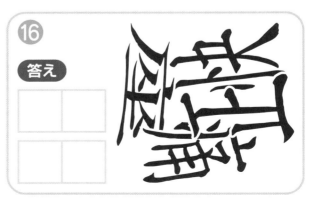

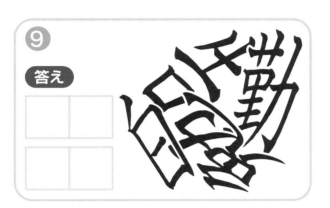

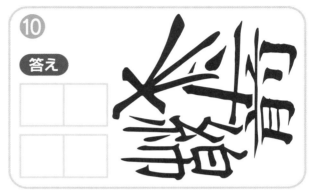

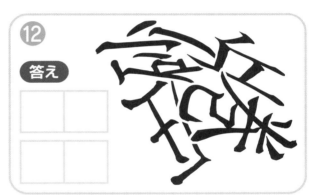

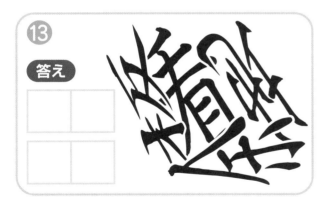

3 日目 並べ替えW熟語探し

実践日

月　日

難易度 3 ★★★☆☆

各問のカタカナを使って２種類の二字熟語の読み仮名を作り、リスト内の漢字でその２つの二字熟語を作ってください。問題はA～Dに分かれています。小文字と大文字の区別はありません。答えは順不同です。

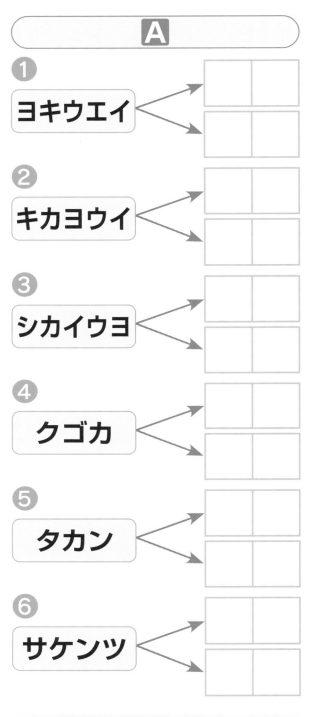

A

1. ヨキウエイ → □□ / □□
2. キカヨウイ → □□ / □□
3. シカイウヨ → □□ / □□
4. クゴカ → □□ / □□
5. タカン → □□ / □□
6. サケンツ → □□ / □□

Aのリスト

荷角算介歌会酸響
海教紹消競互覚解
決悟峡泳短影担欠

B

1. ユキヨウウ → □□ / □□
2. テカンン → □□ / □□
3. ウコキユウ → □□ / □□
4. オイウ → □□ / □□
5. ンカミ → □□ / □□
6. セガイク → □□ / □□

Bのリスト

家行黄位学寒求養
仮天換高声急楽転
級硫休要王民眠生

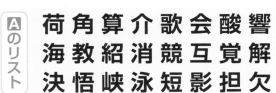

解答
A ①競泳・影響、②海峡・教会、③紹介・解消、④互角・覚悟、⑤短歌・荷担、⑥酸欠・決算
B ①要求・休養、②寒天・転換、③高級・急行、④硫黄・王位、⑤民家・仮眠、⑥声楽・学生

脳活ポイント

認知力や思考力を磨く！

２種類の異なる熟語を作るさい、脳の言語中枢が刺激され、語彙力や注意力、認知力のアップが期待できます。また、思考力や判断力を鍛える訓練にもなると考えられます。

目標時間

50代まで	60代	70代以上
20分	25分	30分

正答数 ／24問　　かかった時間 分

C

① ンシイ

② イハメク

③ ウンイヨ

④ インハタ

⑤ ウドイ

⑥ ユンシネウ

Cのリスト

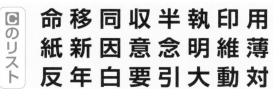

命 移 同 収 半 執 印 用
紙 新 因 意 念 明 維 薄
反 年 白 要 引 大 動 対

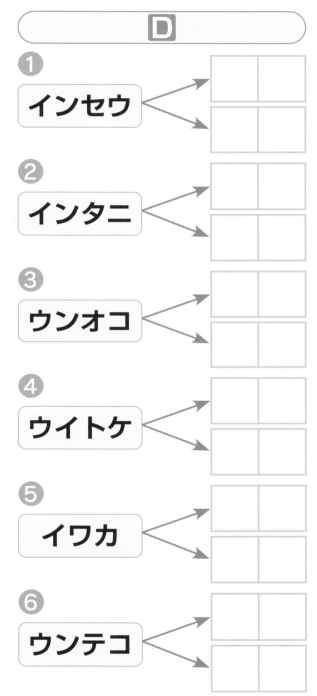

D

① インセウ

② インタニ

③ ウンオコ

④ ウイトケ

⑤ イワカ

⑥ ウンテコ

Dのリスト

温 傾 計 退 勢 向 話 和
転 音 耐 会 好 星 高 統
天 倒 運 雲 厚 解 任 忍

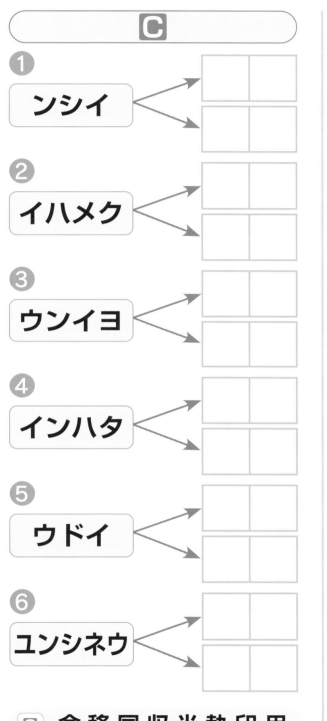

解答
C ①印紙・維新、②薄命・明白、③要因・引用、④大半・反対、⑤移動・同意、⑥年収・執念
D ①運勢・星雲、②忍耐・退任、③高音・温厚、④傾倒・統計、⑤会話・和解、⑥転向・好天

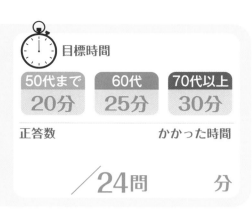

4日目 誤読漢字チェック

実践日

月　日

難易度4★★★★☆

各問、誤読しやすい言葉や読みにくい言葉が書かれています。意味を参考にしながら、各言葉の読み方をひらがなで書いてください。送り仮名がある場合は、それも解答欄に書き入れてください。

❶ 気障

意味 気取っていて嫌味なこと。

答え

❷ 日和見

意味 有利なほうにつこうと、形勢をうかがうこと。

答え

❸ 欠片

意味 欠けてできた断片。

答え

❹ 他人事

意味 自分に関係ない他人に関すること。

答え

❺ 薬玉

意味 紙ふぶきや風船、造花、垂れ幕などが入った割り玉。

答え

❻ 初々しい

意味 ものなれないようすで、好感が持てるさま。

答え

❼ 殺生

意味 生物を殺すこと。

答え

❽ 好事家

意味 変わった物事に興味を抱く人。

答え

❾ 専ら

意味 1つのことに集中するさま。

答え

❿ 一家言

意味 その人独特の主張や意見。

答え

解答 ❶きざ、❷ひよりみ、❸かけら、❹ひとごと、❺くすだま、❻ういういしい、❼せっしょう、❽こうずか、❾もっぱら、❿いっかげん

脳活ポイント

集中力·注意力が自然に養われる

もしかしたら間違って覚えてしまっているかもしれない、難しい読み方の漢字を集めてあります。必ず答え合わせをして、確実に覚えましょう。くり返せば集中力と注意力が自然と養われます。

目標時間

50代まで	60代	70代以上
15分	20分	25分

正答数 ／20問　かかった時間 分

⑪ 遊山
意味 気晴らしに遊びに行くこと。

答え

⑫ 設える
意味 美しく整えること。

答え

⑬ 手水
意味 手や顔を洗うための水。

答え

⑭ 余所見
意味 違う方向を見ること。

答え

⑮ 野放図
意味 思うままに行動するようす。

答え

⑯ 御神酒
意味 神様に供える酒。

答え

⑰ 挙って
意味 全員で。一人残らず。

答え

⑱ 流布
意味 世間に広く行きわたること。

答え

⑲ 雑魚
意味 取るに足らない人のこと。

答え

⑳ 野点
意味 屋外で茶をたてて楽しむこと。

答え

解答 ⑪ゆさん、⑫しつらえる、⑬ちょうず、⑭よそみ、⑮のほうず、⑯おみき、⑰こぞって、⑱るふ、⑲ざこ、⑳のだて

5日目 読み仮名パズル

実践日

月　　日

難易度③★★★☆☆

二字熟語を囲むマスの中には、二字熟語の読み仮名を構成するひらがなが入ります。二字熟語が読み仮名に囲まれるように、ひらがなを書いてください。小文字と大文字の区別はありません。

●例題

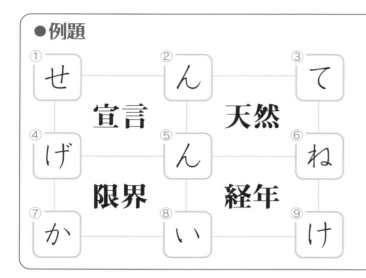

①せ		②ん		③て
	宣言		天然	
④げ		⑤ん		⑥ね
	限界		経年	
⑦か		⑧い		⑨け

例題の熟語の読み仮名は、「宣言＝せんげん」「天然＝てんねん」「限界＝げんかい」「経年＝けいねん」となり、それぞれの読み仮名を構成するひらがなが熟語を囲むような形になる。

全部の読み仮名に共通しているひらがなは「ん」しかないので、⑤に「ん」が入る。また、「せんげん」のうち、ほかの読み方にないひらがなは「せ」のみなので、①に「せ」が入る。このような要領で、すべてのマスをうめていく。

❶

①		②		③
	一望		想定	
④		⑤		⑥
	防寒		海草	
⑦		⑧		⑨

❷

①		②		③
	特例		特別	
④		⑤		⑥
	刻印		米穀	
⑦		⑧		⑨

❸

①		②		③
	魂胆		体感	
④		⑤		⑥
	産卵		欄干	
⑦		⑧		⑨

❹

①		②		③
	空虚		公約	
④		⑤		⑥
	海洋		交換	
⑦		⑧		⑨

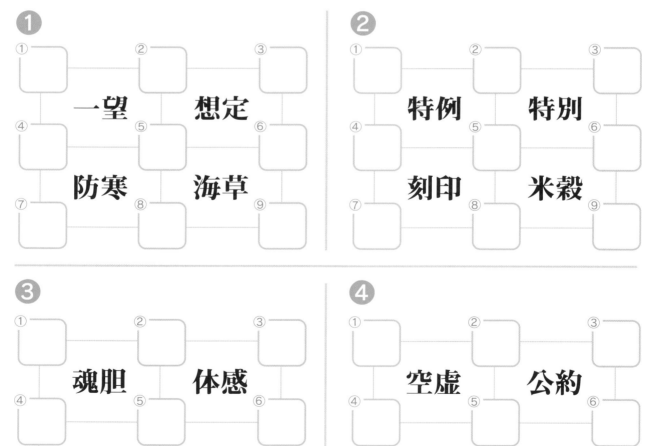

解答 ❶①ち②い③て④ぼ⑤う⑥そ⑦ん⑧か⑨い、❷①れ②と③つ④い⑤く⑥べ⑦ん⑧こ⑨い、❸①こ②た③い④ん⑤ん⑥か⑦さ⑧ら⑨ん、❹①き②く③や④よ⑤う⑥こ⑦い⑧か⑨ん

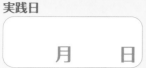

脳活ポイント

じっくり考えて思考力が鍛えられる

漢字の読み方を問うだけではなく、どこにひらがなを置けばすべての二字熟語が囲めるのかを考える手順が加わる問題なので、想起力とともに思考力が鍛えられます。じっくり考えましょう。

目標時間

50代まで	60代	70代以上
25分	35分	45分

正答数 ／10問　かかった時間 分

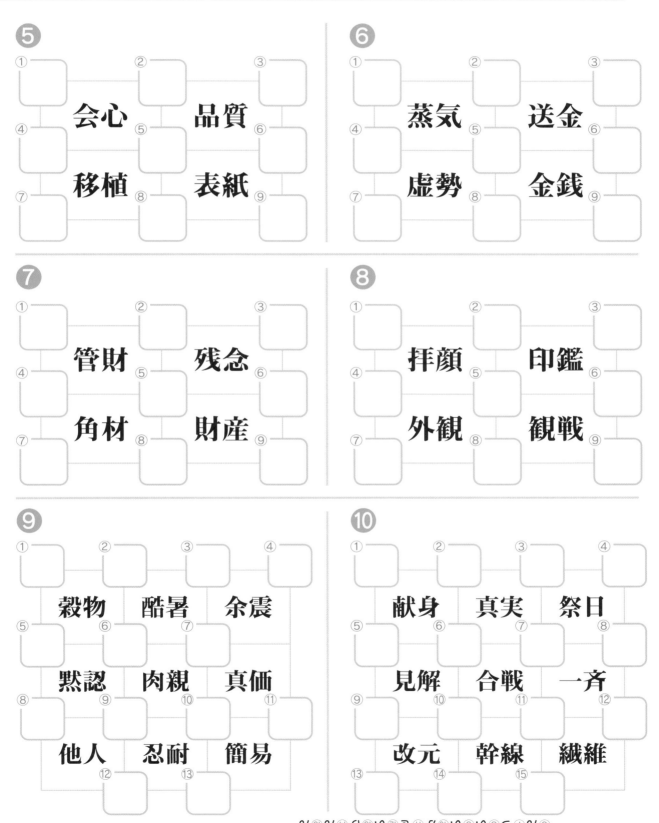

5

①②③

会心　品質

④⑤⑥

移植　表紙

⑦⑧⑨

6

①②③

蒸気　送金

④⑤⑥

虚勢　金銭

⑦⑧⑨

7

①②③

管財　残念

④⑤⑥

角材　財産

⑦⑧⑨

8

①②③

拝顔　印鑑

④⑤⑥

外観　観戦

⑦⑧⑨

9

①②③④

穀物　酷暑　余震

⑤⑥⑦

黙認　肉親　真価

⑧⑨⑩⑪

他人　忍耐　簡易

⑫⑬

10

①②③④

献身　真実　祭日

⑤⑥⑦⑧

見解　合戦　一斉

⑨⑩⑪⑫

改元　幹線　繊維

⑬⑭⑮

解答 ⑤①か②ん③つ④い⑤し⑥ひ⑦く⑧よ⑨う、⑥①じ②う③そ④よ⑤き⑥ん⑦い⑧せ⑨ん、⑦①い②ん③ね④か⑤ざ⑥ん⑦く⑧い⑨さ、⑧①は②い③か④が⑤ん⑥ん⑦い⑧か⑨せ、⑨①つ②こ③よ④ん⑤も⑥く⑦し⑧ん⑨に⑩ん⑪か⑫た⑬い、⑩①ん②し③じ④さ⑤け⑥ん⑦つ⑧い⑨い⑩か⑪せ⑫い⑬げ⑭ん⑮ん

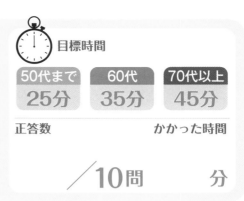

6日目 片づけ四字熟語

実践日
月　日

難易度③★★★☆☆

解答欄の外側にある16個の漢字を、それぞれの矢印の進行方向にある４つのマスのいずれかに入れて、①〜④の４つの四字熟語を作ってください。４つの四字熟語がすべて埋まったら正解です。

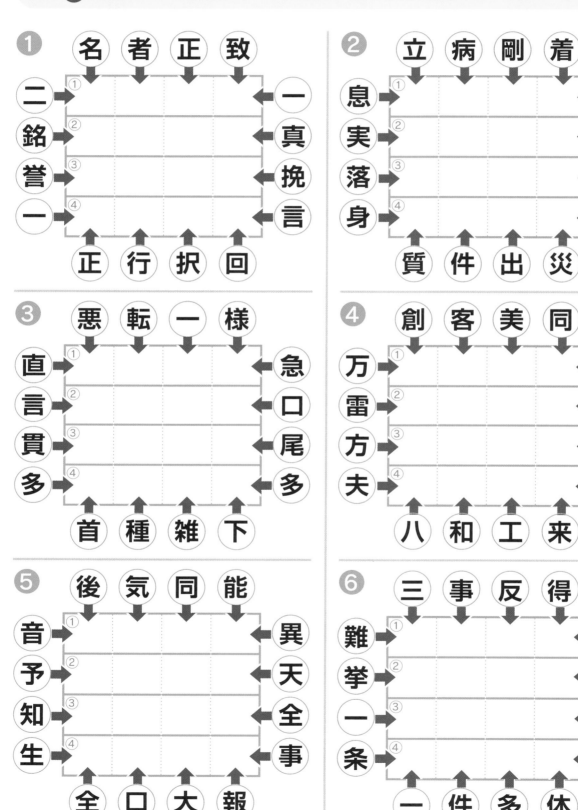

❶
上：名　者　正　致
左：①二　②銘　③誉　④一
右：①一　②真　③挽　④言
下：正　行　択　回

❷
上：立　病　剛　着
左：①息　②実　③落　④身
右：①無　②健　③一　④世
下：質　件　出　災

❸
上：悪　転　一　様
左：①直　②言　③貫　④多
右：①急　②口　③尾　④多
下：首　種　雑　下

❹
上：創　客　美　同
左：①万　②雷　③方　④夫
右：①千　②付　③人　④意
下：八　和　工　来

❺
上：後　気　同　能
左：①音　②予　③知　④生
右：①異　②天　③全　④事
下：全　口　大　報

❻
上：三　事　反　得
左：①難　②挙　③一　④条
右：①多　②両　③位　④射
下：一　件　多　体

解答
❶ ①二者択一、②正真正銘、③名誉挽回、④言行一致、❷ ①無病息災、②質実剛健、③一件落着、④立身出世、
❸ ①急転直下、②悪口雑言、③首尾一貫、④多種多様、❹ ①千客万来、②付和雷同、③八方美人、④創意工夫、
❺ ①異口同音、②天気予報、③全知全能、④後生大事、❻ ①多事多難、②一挙両得、③三位一体、④条件反射

脳活ポイント

思考力と判断力を鍛錬する

まず、どんな四字熟語になるか見当をつけるのに、想起力が働きます。次に、どのように文字を組めばマスがきれいに埋まるかを考える、思考力と判断力が継続して使われます。12問解くのに集中力も必要。

目標時間

50代まで	60代	70代以上
25分	30分	40分

正答数 ／12問　かかった時間 分

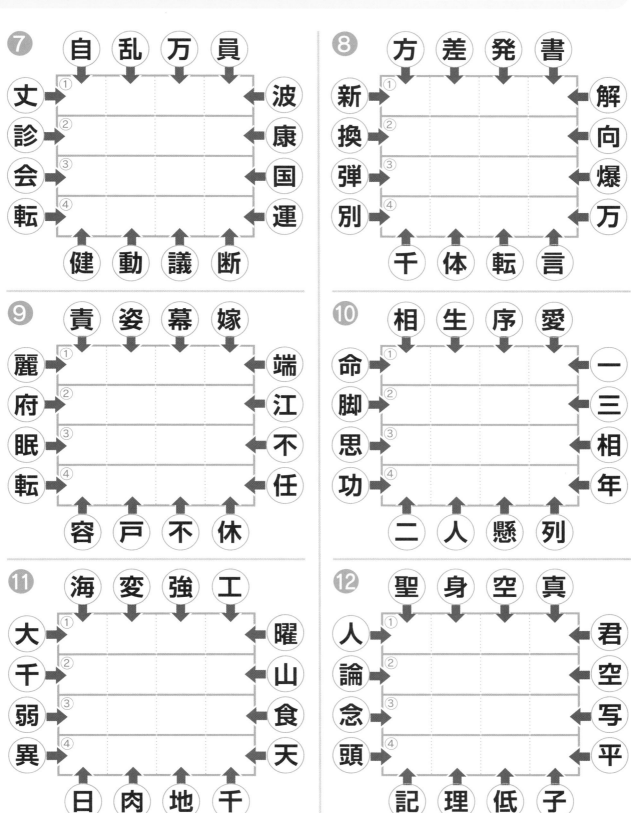

⑦

上：自　乱　万　員

左：①丈　②診　③会　④転

右：①波　②康　③国　④運

下：健　動　議　断

⑧

上：方　差　発　書

左：①新　②換　③弾　④別

右：①解　②向　③爆　④万

下：千　体　転　言

⑨

上：責　姿　幕　嫁

左：①麗　②府　③眠　④転

右：①端　②江　③不　④任

下：容　戸　不　休

⑩

上：相　生　序　愛

左：①命　②脚　③思　④功

右：①一　②三　③相　④年

下：二　人　懸　列

⑪

上：海　変　強　工

左：①大　②千　③弱　④異

右：①曜　②山　③食　④天

下：日　肉　地　千

⑫

上：聖　身　空　真

左：①人　②論　③念　④頭

右：①君　②空　③写　④平

下：記　理　低　子

解答

⑦①波乱万丈、②健康診断、③国会議員、④自動運転、⑧①解体新書、②方向転換、③爆弾発言、④千差万別、⑨①容姿端麗、②江戸幕府、③不眠不休、④責任転嫁、⑩①一生懸命、②二人三脚、③相思相愛、④年功序列、⑪①日曜大工、②海千山千、③弱肉強食、④天変地異、⑫①聖人君子、②空理空論、③記念写真、④平身低頭

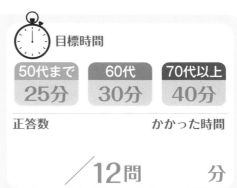

7日目 数字つなぎ三字熟語

実践日

月　日

難易度③★★★☆☆

1の★印から2の●印、3の●印というように各数字の印を順序よく線でつなぐと現れる3文字の漢字を使ってできる熟語を答えてください。最後の数字の印は☆です。最後まで線を引かなくても答えは導けます。

①

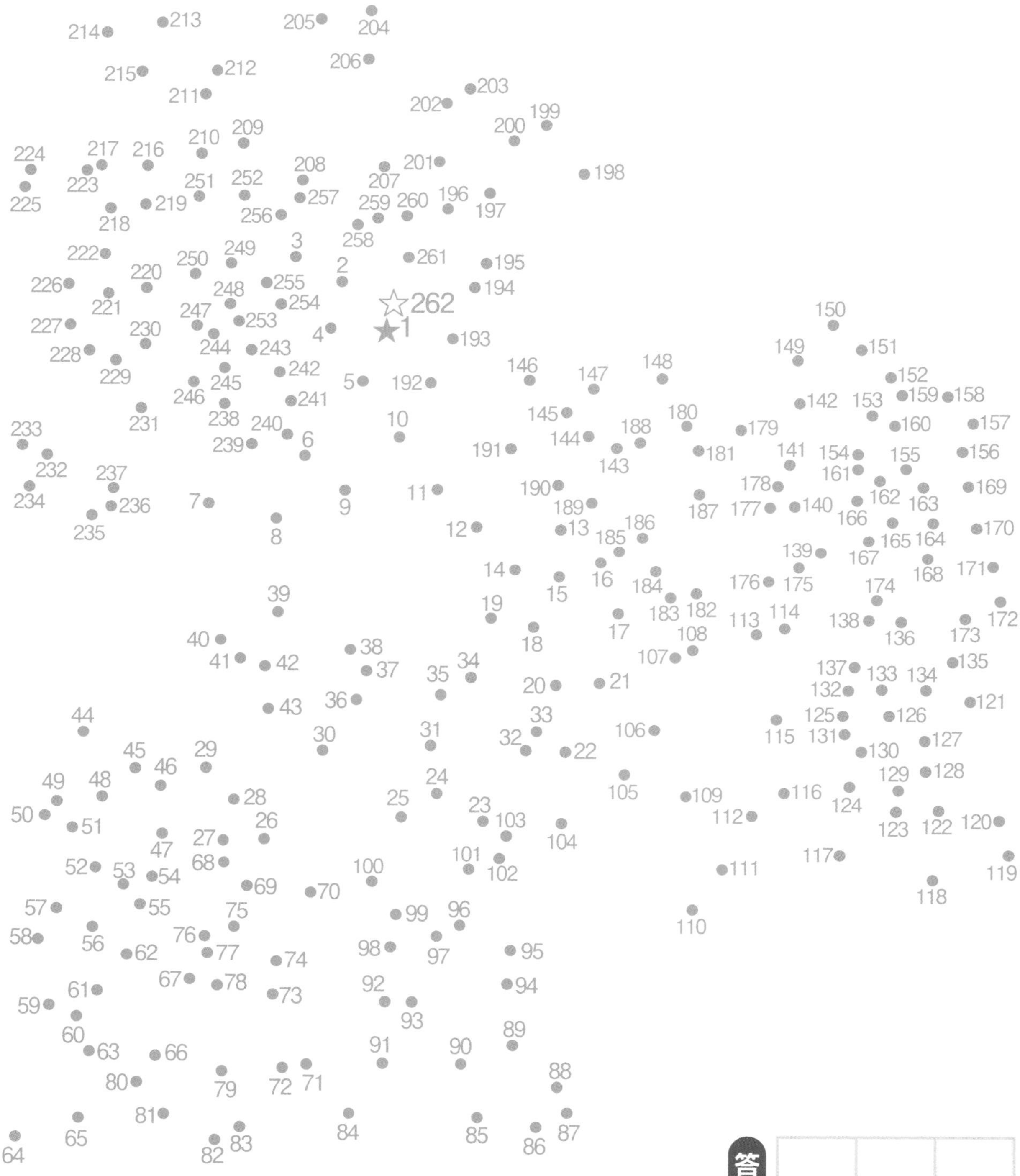

答え

脳活ポイント

見る力を磨き脳が活性

浮かび上がった図形から漢字を読み取り、三字熟語が何かを答えることで、脳の「見る力」の訓練にもなります。また、点を１から順につなげるため、注意力や集中力も鍛えられます。

目標時間

50代まで	60代	70代以上
15分	30分	40分

正答数　　／2問

かかった時間　　分

❷

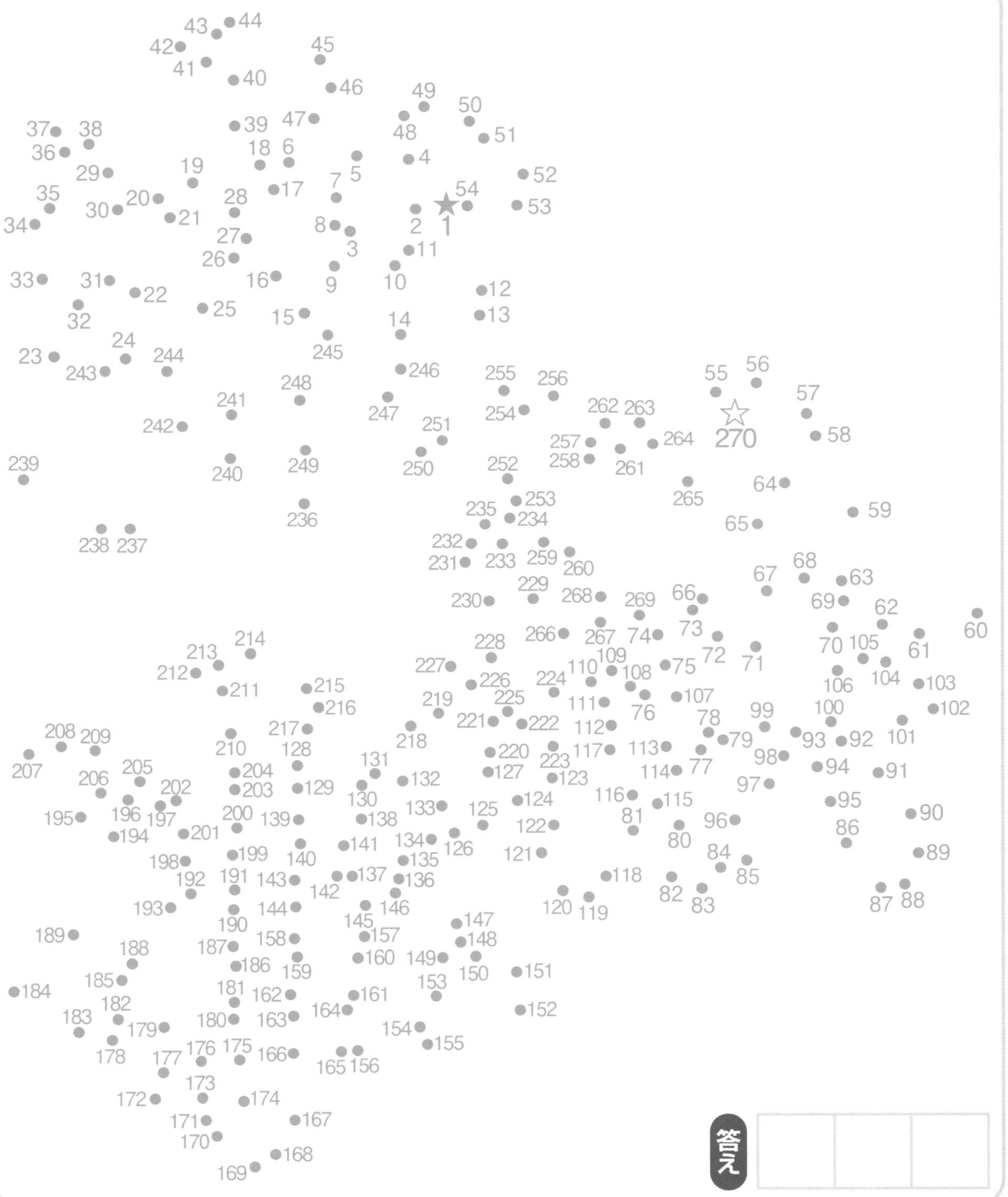

答え

※解答は85ページをご覧ください

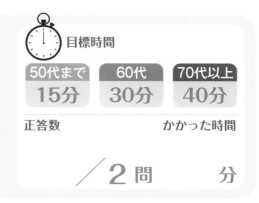

8日目 漢字連想クイズ

実践日

月　日

難易度❸★★★☆☆

❶～⑳にあるカタカナは、ある言葉から1文字抜いて○に置き換えてバラバラに並べたものです。足りない1文字を補ったうえで、正しく並べて漢字でカッコ内に書いてください。下の言葉は答えのヒントです。

❶ イキジク○ュョウガ

（　　　　）

博士号　講義
研究　論文

❻ ロブ○ロテ

（　　　　）

温泉　野湯
屋外　源泉

❷ ョゴ○シク

（　　　　）

体色　擬態
カメレオン　迷彩柄

❼ ヤン○イト

（　　　　）

船場　かっぱ橋
卸し　城下町

❸ ンウ○コウニ

（　　　　）

番頭　のれん分け
商家　住み込み

❽ ンコュ○ウジ

（　　　　）

物語　ヒーロー・ヒロイン
役割　中心人物

❹ シカ○ツョウ

（　　　　）

執筆活動　文豪
太宰治　芥川賞

❾ ンカ○ヒネ

（　　　　）

徴収　クレジットカード
入会金　ファンクラブ

❺ ナ○シジ

（　　　　）

マジック　鳩
奇術　トランプ

❿ ヨデン○ヒカン

（　　　　）

電気店　電子レンジ
芸人　冷蔵庫

解答 ❶大学教授、❷保護色、❸奉公人、❹小説家、❺手品師、❻露天風呂、❼問屋街、❽主人公、❾年会費、❿家電用品

脳活ポイント

情報処理能力と洞察力が根づく

カタカナを全体に眺めたときに、答えが浮かび上がってくるようなら、情報処理能力と洞察力がかなり鍛えられています。わからなければ、想起力を刺激する厳選された言葉のヒントを活用してください。

目標時間

50代まで	60代	70代以上
15分	25分	30分

正答数　／20問

かかった時間　分

⑪ ャム○ジ

（　　　　）

悪気がない　赤ん坊
素直　思慮に欠ける

⑫ ジドン○ウウウ

（　　　　）

グラウンド　校庭
スポーツ　コート

⑬ テノ○シン

（　　　　）

４人組　帝釈天
東西南北　仏教

⑭ ソホ○マナウ

（　　　　）

スポーツ中継　テレビ
リアルタイム　ニュース

⑮ ウョ○キトト

（　　　　）

スカイツリー　警視庁
沖ノ鳥島　23区

⑯ キンシ○ョメョ

（　　　　）

自動車　証明写真
運転　資格

⑰ エャシ○イケ

（　　　　）

社長　理事長
運営　創業者

⑱ ョクト○ウチウ

（　　　　）

木工　美術
版画　刃物

⑲ バクハ○チヤコ

（　　　　）

滑舌　生米
隣の客　言葉遊び

⑳ ンジユュ○ダフウ

（　　　　）

どっちつかず　決断力
選べない　悩む

解答　⑪無邪気、⑫運動場、⑬四天王、⑭生放送、⑮東京都、⑯免許証、⑰経営者、⑱彫刻刀、⑲早口言葉、⑳優柔不断

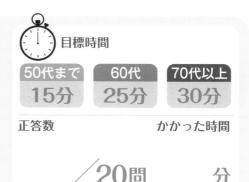

9日目 熟語駅伝

実践日

月　日

難易度④★★★★☆

２～４文字の熟語が成立するよう、問題に提示された漢字をすべて、右のマスに当てはめてください。矢印でつながる上下のマスには同じ漢字が入ります。各問、すでに漢字が入っているマスもあります。

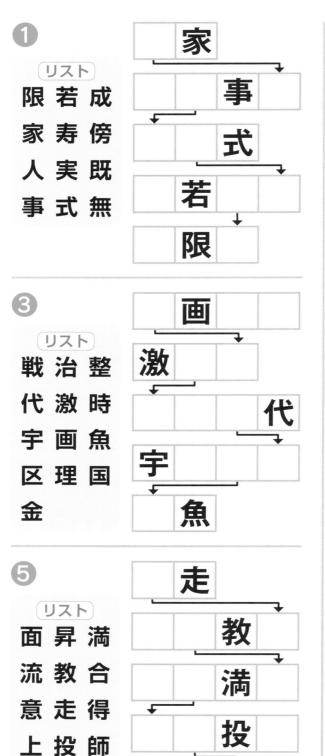

①

リスト

限 若 成
家 寿 傍
人 実 既
事 式 無

	家		
		事	
		式	
	若		
	限		

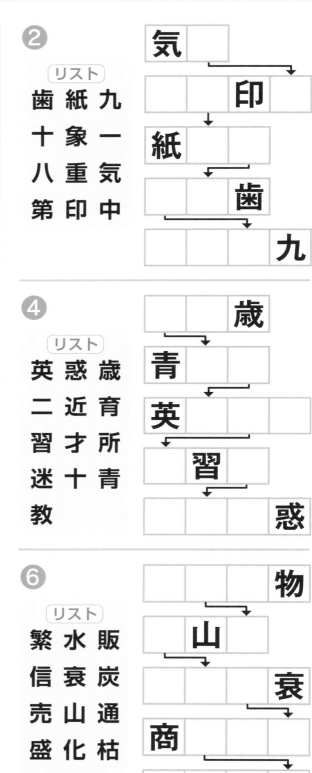

②

リスト

歯 紙 九
十 象 一
八 重 気
第 印 中

気			
		印	
紙			
		歯	
			九

③

リスト

戦 治 整
代 激 時
宇 画 魚
区 理 国
金

	画		
激			
			代
宇			
	魚		

④

リスト

英 惑 歳
二 近 育
習 才 所
迷 十 青
教

		歳	
青			
英			
	習		
			惑

⑤

リスト

面 昇 満
流 教 合
意 走 得
上 投 師
反 気

	走		
		教	
		満	
		投	
上			

⑥

リスト

繁 水 販
信 衰 炭
売 山 通
盛 化 枯
栄 商 物

			物
	山		
			衰
商			
		販	

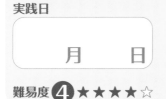

脳活ポイント

脳の司令塔を刺激！

ヒントの漢字をもとに２～４文字の熟語を作り出すため、想起力と言語力が鍛えられるとともに脳の司令塔「前頭前野」が刺激され、認知力や思考力が磨かれます。

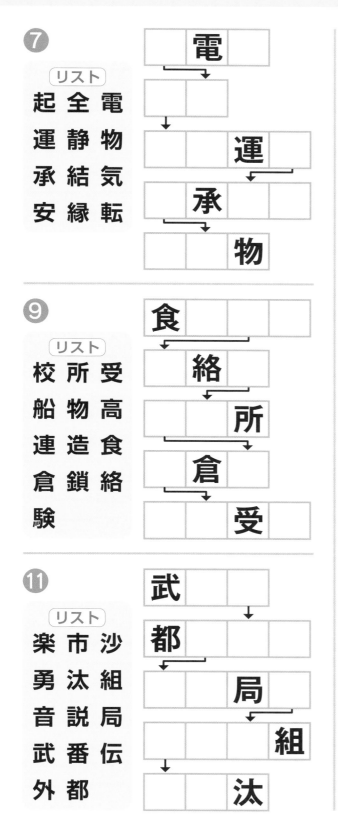

目標時間

50代まで	60代	70代以上
25分	35分	45分

正答数 ／12問　かかった時間 分

⑦

リスト
起 全 電
運 静 物
承 結 気
安 縁 転

□電□
□□
□□運□
□承□□
□□物

⑧

リスト
厚 袋 児
小 顔 福
生 科 無
恥 利 路

□□科
□□路
□□
□□□生
□顔□□

⑨

リスト
校 所 受
船 物 高
連 造 食
倉 鎖 絡
験

食□□□
□絡□
□□所
□倉□
□□受□

⑩

リスト
在 書 識
体 潜 解
幻 自 意
新 図 変
室

解□□□
□□室
□□
□□□識
□幻□□

⑪

リスト
楽 市 沙
勇 汰 組
音 説 局
武 番 伝
外 都

武□□
都□□□
□□局□
□□□組
□□汰

⑫

リスト
足 晩 飛
電 体 器
大 員 高
五 車 成
操 満 械

□□晩□
□械□□
□□□足
□員□□
□飛□

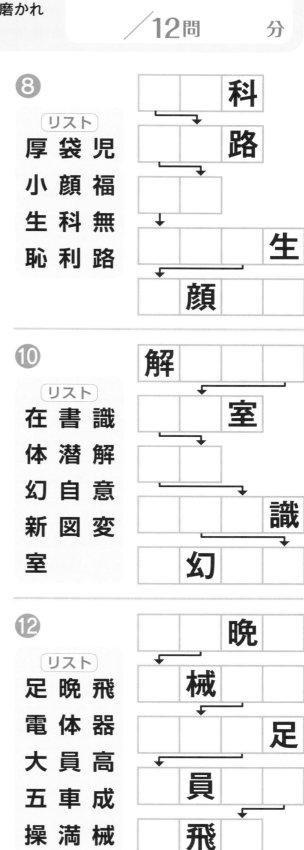

※解答は85ページをご覧ください

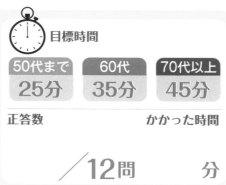

10日目 二字熟語クロス

実践日
月　日

難易度 4 ★★★★☆

下のリストから、上下左右にある漢字と組み合わせて二字熟語を４つ作れる漢字を選び、中央のマスに記入します。ページごとに16問すべて解いたら、リストに残った４字の漢字から四字熟語を作ってください。

①

	約	
花		髪
	縛	

②

	小	
生		茶
	芽	

③

	太	
舌		舞
	動	

④

	看	
仮		気
	院	

⑤

	連	
強		診
	刻	

⑥

	血	
粛		算
	純	

⑦

	試	
美		器
	事	

⑧

	財	
子		石
	刀	

⑨

	協	
怪		士
	技	

⑩

	電	
教		球
	上	

⑪

	無	
下		賃
	作	

⑫

	脚	
景		彩
	気	

⑬

	羽	
浴		服
	食	

⑭

	保	
飼		毛
	成	

⑮

	地	
市		画
	別	

⑯

	冷	
安		岡
	止	

①～⑯のリスト

静	鼓	色	食	区	打	力
卓	麦	育	束	心	駄	転
一	清	宝	機	病	衣	

⑰ 四字熟語の答え

答え

解答
①束、②麦、③鼓、④病、⑤打、⑥清、⑦食、⑧宝、⑨力、⑩卓、⑪駄、⑫色、⑬衣、⑭育、⑮区、⑯静、⑰〈四字熟語の答え〉心機一転

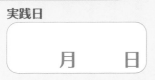

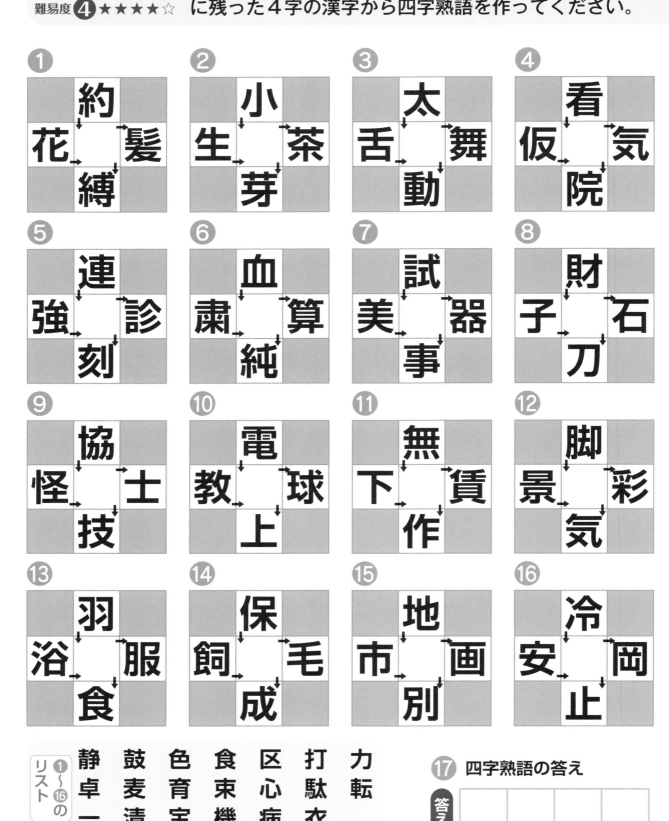

脳活ポイント

思考力と想起力を磨く！

４つの二字熟語に共通する漢字を探すのに必要な思考力や想像力・洞察力や、漢字を思い出す想起力が養われると考えられます。また、漢字力や語彙力を向上させる効果も期待できるでしょう。

目標時間

50代まで	60代	70代以上
25分	35分	45分

正答数　／34問

かかった時間　分

⑱

	体	
節		作
	縦	

⑲

	着	
相		順
	次	

⑳

	解	
返		弁
	案	

㉑

	別	
用		方
	中	

㉒

	大	
哀		手
	断	

㉓

	圧	
必		利
	負	

㉔

	賞	
白		況
	態	

㉕

	浸	
豊		滑
	沢	

㉖

	虚	
結		成
	造	

㉗

	井	
江		籍
	口	

㉘

	人	
固		成
	容	

㉙

	三	
立		本
	注	

㉚

	大	
不		日
	報	

㉛

	歓	
狂		劇
	寿	

㉜

	昼	
瞬		柄
	隔	

㉝

	徹	
到		力
	辺	

⑱〜㉝のリスト

答	形	勝	来	席	吉	構
潤	戸	操	好	間	途	到
機	切	喜	状	底	脚	

㉞ 四字熟語の答え

答え

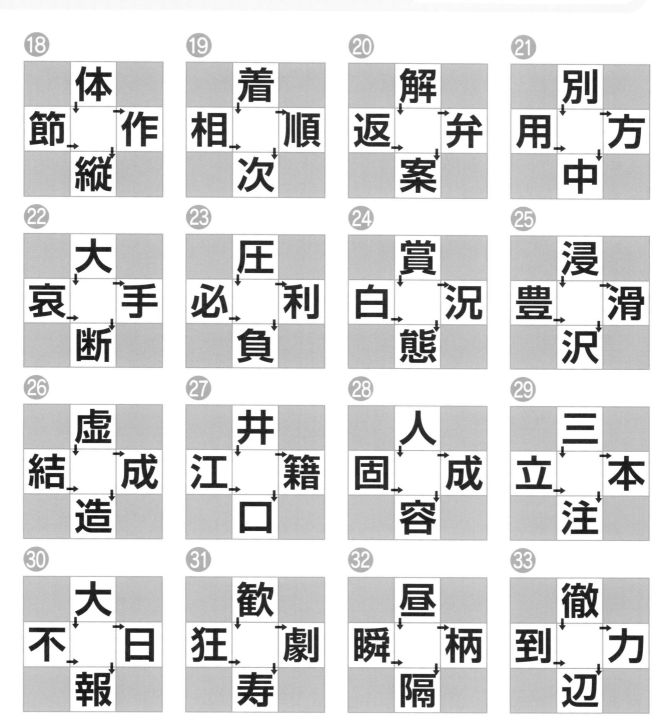

解答 ⑱操、⑲席、⑳答、㉑途、㉒切、㉓勝、㉔状、㉕潤、㉖構、㉗戸、㉘形、㉙脚、㉚吉、㉛喜、㉜間、㉝底、㉞＜四字熟語の答え＞好機到来

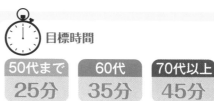

11日目 ひらめき二字熟語

実践日

月　日

難易度④★★★★☆

❶～⑯の各問のヒントにある漢字を使って、①～④の文章の□□部分に意味がぴったり当てはまるとひらめいた二字熟語を1つ書き入れてください。答えが2つ以上考えられるものもあります。

❶ ヒント **愛**

① 寒いのでご□□ください
② きしめんで有名な□□県
③ 君には□□を尽かした
④ 動物□□週間は九月

❷ ヒント **運**

① 各国の船が通るスエズ□□
② 酔っ払い□□は危険
③ 商工会の□□を頼まれた
④ 小学校の□□場

❸ ヒント **強**

① □□の表情で交渉した
② 遊んでばかりで□□しない
③ □□観念にとらわれ、何も手につかない
④ 弱肉□□が野生の掟

❹ ヒント **底**

① ピンチに□□を発揮
② □□湖で有名な岩手県龍泉洞
③ 三角形の面積=□□×高さ÷2
④ 衛生管理は□□しよう

❺ ヒント **造**

① その程度なら□□もない
② 紙幣の□□は犯罪です
③ 神話における天地□□
④ □□して性能を上げた

❻ ヒント **告**

① 恋する相手に□□した
② 再三の□□を無視した
③ ドラマの次回□□に期待
④ 上司に経過を□□

❼ ヒント **精**

① 西洋民話に登場する□□
② 健全な肉体には健全な□□が宿る
③ もう□□尽き果てた
④ 努力□□しなさい

❽ ヒント **写**

① 記念□□を撮った
② 東洲斎□□の浮世絵を鑑賞
③ 心理□□に長けた小説
④ 美術の授業で湖を□□

解答

❶①自愛②愛知③愛想④愛護、❷①運河②運転③運営④運動、❸①強面・強気②勉強③強迫④強食、
❹①底力②地底③底辺④徹底、❺①造作②偽造・贋造③創造④改造、
❻①告白②警告・通告・忠告③予告④報告、❼①妖精②精神③精根④精進、❽①写真②写楽③描写④写生

脳活ポイント

直感力に加え語彙力も身につく

漢字1文字と文脈から正しい二字熟語を推測するため、直感力や想起力が鍛えられると考えられます。また、実際に二字熟語を書くので、語彙が増えて側頭葉の活性化も期待できます。

目標時間

50代まで	60代	70代以上
25分	35分	50分

正答数　／64問　　かかった時間　分

⑨ ヒント 直

①彼女は□□径行の性格だ

②現地に□□します

③□□に事情を話しなさい

④90度は□□という

⑩ ヒント 限

①□□販売の品を入手

②体力の□□まで頑張ろう

③□□に続く道を歩く

④□□を守り８時に帰宅

⑪ ヒント 放

①牛が□□されている

②校内□□で注意を呼びかけ

③清流にアユを□□した

④リンカーンの奴隷□□宣言

⑫ ヒント 可

①子供が秘める□□性

②外出の□□をもらった

③□□物を燃やす

④あの事故は□□抗力だ

⑬ ヒント 陰

①□□矢の如し

②□□なイジメを乗り越えた

③検査は□□反応だった

④□□をたくらむ悪党

⑭ ヒント 紙

①学級新聞の□□作りをした

②洋裁で□□を作った

③お札は□□ともいう

④部屋の□□を張り替えた

⑮ ヒント 連

①犯人が□□された

②□□テレビ小説が楽しみ

③スローガンを□□した

④他社と□□して商品開発

⑯ ヒント 機

①□□を制する

②蒸気□□車を見に行く

③□□一髪で脱出した

④□□文書を盗み見た

解答

⑨①直情②直行③正直④直角、⑩①限定②限界③無限④門限、⑪①放牧②放送③放流④解放、⑫①可能②許可③可燃④不可、⑬①光陰②陰湿③陰性④陰謀、⑭①紙面②型紙③紙幣④壁紙、⑮①連行②連続③連呼④連携、⑯①機先②機関③危機④機密

12日目 体の部位当てドリル

実践日

月　日

難易度3 ★★★☆☆

①～㉚の文の中には空欄が１ヵ所あり、そこには体の部位に当たる漢字が１文字入ります。下にあるヒントの漢字のどれか１つを用いて、文を成立させてください。リストの漢字はそれぞれ１度しか使いません。

①～⑮のリスト

顎（あご）　背　口　歯　目　肩　指　顔
舌　耳　首　肝（きも）　鼻　足　頭

① 友達が成功していくのを、□をくわえて見ていた。

② 甘い物には□がなくて、ついつい食べすぎた。

③ 失礼がないよう、□がすっぱくなるほど注意した。

④ 恩師の言葉を□に銘じて、新しい世界に踏み出した。

⑤ □が広い叔父に、就職先を世話してもらった。

⑥ 僕らは□の引っぱりあいをやめて、協力しあうべきだ。

⑦ 後輩を□で使って、引っ越しの手伝いをさせた。

⑧ 休日出勤の多い会社に□を向けて、転職活動を始めた。

⑨ 友達の伝統芸能に関する造詣の深さには、□を巻く。

⑩ 穏やかな彼女が暴言を吐くなんて、□を疑った。

⑪ 売り上げが伸びない分野のことを考えると□が痛い。

⑫ 自信家の友人は、いつも□で風を切るように歩く。

⑬ おせっかいな彼は、なんにでも□を突っ込んでくる。

⑭ □が浮くようなお世辞に、思わず恥ずかしくなった。

⑮ 彼は成績がいいことを□にかけるので、敬遠されている。

解答 ①指、②目、③口、④肝、⑤顔、⑥足、⑦顎、⑧背、⑨舌、⑩耳、⑪頭、⑫肩、⑬首、⑭歯、⑮鼻

脳活ポイント

記憶力がたくましくなる

何気なく使っている日常会話には、体の部位を比喩的に用いる言い回しが数多くあります。改めて文章で見たときに正確に思い出せるかどうか、記憶力を鍛えましょう。使い慣れていない言葉は覚えてください。

目標時間

50代まで	60代	70代以上
20分	25分	30分

正答数　　／30問

かかった時間　　分

⑯〜㉚のリスト

口　腕　耳　尻(しり)　眉(まゆ)　頭　胸　腹
足　肝(きも)　手　舌　鼻　目　首

⑯彼女は二枚□を使って、私を巧みにだました。

⑰祖父の自慢話は、□にタコができるほど聞かされた。

⑱努力のかいがあって、もう少しで目標に□が届きそうだ。

⑲かいがいしく親の世話をする妻の姿に、□が下がる。

⑳恋人へのプレゼントを探して、□が棒になるほど店を回った。

㉑□によりをかけた料理をふるまった。

㉒明確な回答をしなかったので、得意先に□であしらわれた。

㉓彼のおおげさな話は、□につばをつけて聞くといい。

㉔孫は、□の中に入れても痛くないほどかわいい。

㉕一度謝られただけでは、□の虫がおさまらない。

㉖借金で□が回らなくなり、親に助けを求めた。

㉗彼は□が堅いので、サプライズパーティーの相談をした。

㉘目の前で交通事故を目撃し、□をつぶした。

㉙部下の不始末の□をぬぐうのは、上司の役目である。

㉚彼に負けたのがくやしくて、□が張り裂けそうだ。

解答　⑯舌、⑰耳、⑱手、⑲頭、⑳足、㉑腕、㉒鼻、㉓眉、㉔目、㉕腹、㉖首、㉗口、㉘肝、㉙尻、㉚胸

13日目 同音熟語合わせ

実践日

月　日

難易度5★★★★★

リストの中の漢字を用いて、同じ読み方なのに違う意味の二字熟語を作ってください。リストには解答に用いない漢字も表示されています。ヒントに提示された漢字もリストに含まれます。

❶

リスト

現	信	高	低	友
思	減	心	至	確
核	名	象	少	考

①　□□・核□

②　□□・□象

③　□高・□□

❷

リスト

金	依	厳	目	海
禁	格	次	以	確
来	正	頼	現	性

①　□□・性□

②　□頼・□□

③　□□・□□

❸

リスト

水	分	恋	開	重
会	放	聴	低	納
固	丁	調	長	庭
出	報	視	筒	市

①　□□・□放

②　丁□・□□

③　□筒・□□

④　□□・□□

❹

リスト

相	規	悔	記	画
後	層	歓	真	喜
気	航	果	純	深
切	換	企	海	格

①　□画・□□

②　□□・換□

③　□□・後□

④　□□・□□

解答

❶①確信・核心②減少・現象③至高・思考、❷①正確・性格②依頼・以来③厳禁・現金、
❸①会報・開放②丁重・低調③水筒・出納④視聴・市長、
❹①企画・規格②歓喜・換気③航海・後悔④真相・深層

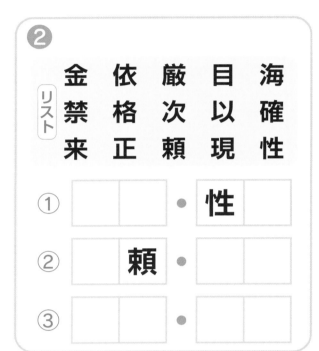

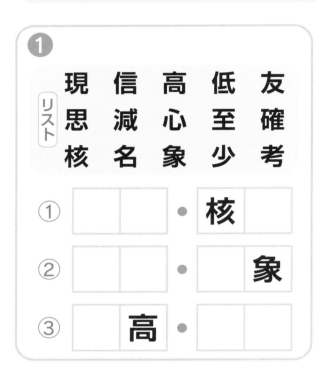

脳活ポイント

目標時間を目安に集中力を強化

まず、ヒントの漢字を見て、リストの中から二字熟語を作れそうな漢字をチェックします。注意力を発揮して、漢字一つ一つに注目しましょう。それから、目標時間を目安に、集中力を高めて解きましょう。

目標時間

50代まで	60代	70代以上
20分	30分	40分

正答数　　／28問

かかった時間　　分

⑤

リスト

封	為	解	意	子
界	辞	点	影	政
行	好	正	時	典

① □為・□□
② □□・政□
③ □□・□点

⑥

リスト

限	起	電	生	流
成	期	表	源	構
統	灯	更	伝	中

① □□・期□
② □□・□灯
③ □□・□□

⑦

リスト

失	身	陶	家	検
季	有	加	器	専
献	診	性	仮	称
愛	定	庭	相	冬

① 献□・□□
② □□・陶□
③ □称・□□
④ □□・□□

⑧

リスト

待	電	他	友	重
別	意	効	優	違
慎	好	相	長	総
退	身	有	勇	園

① 友□・□□
② □□・□違
③ □□・□長
④ □□・□□

解答
⑤①行為・好意②正解・政界③辞典・時点、⑥①起源・期限②伝統・電灯③更生・構成、
⑦①献身・検診②冬季・陶器③愛称・相性④仮定・家庭、
⑧①友好・有効②総意・相違③慎重・身長④優待・勇退

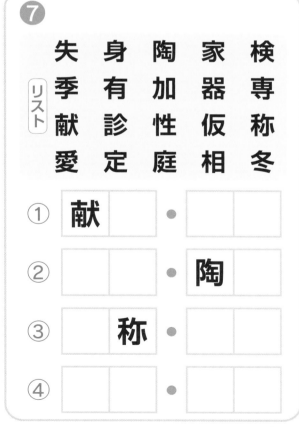

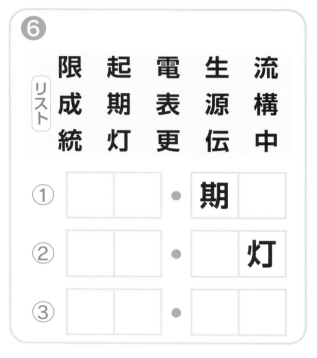

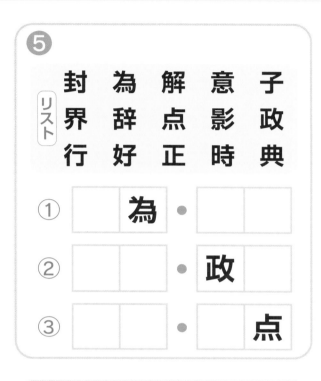

14日目 歴史人名クイズ

実践日

月　日

難易度5★★★★★

各問の文章を読んで、思い当たる歴史上の人物名を漢字で書いてください。解答欄にヒントの漢字が書かれているものもあります。なお、右下の漢字リストは、1問につき1文字利用します。

❶ 大化の改新で天皇中心の政治を確立。のちの天智天皇。

中				

❷ 平安時代中期の女性作家。『源氏物語』の作者。

❸ モンゴル帝国の侵攻を2度も退けた英雄。2001年大河。

北			

❹ 「風林火山」の軍旗を用い、甲斐の虎の異名で恐れられた。

❺ 関ヶ原の戦いと大坂の陣で豊臣家を滅ぼし、江戸幕府を開く。

❻ 江戸時代の歌舞伎・浄瑠璃作者で、『曽根崎心中』が有名。

			左	衛	

❼ 江戸時代中期の学者・発明家。エレキテルを修理・復元。

			内

❽ 『解体新書』を発刊した江戸時代の蘭学者・医者。

	田		

❾ 長州藩出身。明治維新で活躍した初代内閣総理大臣。

❿ 軍医としてドイツ留学後、文筆活動に入り『舞姫』を発表。

森		

⓫ 細菌学者として黄熱病の研究で有名。現千円札の肖像。

❶〜⓫のリスト

英	鷗	信	近
賀	白	博	兄
康	紫	時	

解答 ❶中大兄皇子、❷紫式部、❸北条時宗、❹武田信玄、❺徳川家康、❻近松門左衛門、❼平賀源内、❽杉田玄白、❾伊藤博文、❿森鷗外、⓫野口英世

脳活ポイント

想起力をフル活用しよう

知識の蓄えがものをいいますが、ヒントの漢字から想起力を使って人物名を推理してみましょう。知らない人物がいたら覚えて、記憶力もつけましょう。何回もくり返して解いてみてください。

目標時間

50代まで	60代	70代以上
40分	50分	60分

正答数　／22問　かかった時間　分

⑫「春はあけぼの」で始まる『枕草子』の作者。

□□□□

⑬太宰府天満宮に祀られ、学問の神様として知られる。

菅□□□

⑭奥州藤原氏を滅ぼし、鎌倉幕府を開いた初代征夷大将軍。

□□□

⑮朝廷に反逆して新皇を名乗った。神田明神の祭神。

平□□

⑯改名前は「長尾景虎」。軍神や越後の龍と呼ばれた名将。

□□□□

⑰織田家の足軽から関白まで出世。木下や羽柴の姓も有名。

□□□□

⑱わび・さびの理念で茶の湯を芸術にまで昇華した茶人。

□□□

⑲東北・北陸の旅を記した『おくのほそ道』で有名。

□□芭□

⑳町奉行として徳川８代将軍を支えた。「越前守」で有名。

□岡□□

㉑江戸時代末期の海軍創設に尽力。江戸城無血開城を成す。

□□□

㉒『学問のすゝめ』の著者で、慶応義塾の創設者。

□沢□□

⑫～㉒のリスト

豊	諭	納	真
千	蕉	謙	相
海	頼	将	

解答　⑫清少納言、⑬菅原道真、⑭源頼朝、⑮平将門、⑯上杉謙信、⑰豊臣秀吉、⑱千利休、⑲松尾芭蕉、⑳大岡忠相、㉑勝海舟、㉒福沢諭吉

15日目 漢字推理ドリル

実践日
月　日

難易度⑤★★★★★

各問、A～Hの各マスに漢字１字を入れ、それぞれ三字熟語か四字熟語にしてください。❶～❹各問の番号が同じマスには、同じ漢字が入ります。熟語が１つできるごとに正解とします。

❶

Ⓐ □① 柔 □② □③
ヒント なかなか決断ができない人

Ⓑ □④ □③ 歩 □⑤
ヒント 手を上げて渡ります

Ⓒ □⑥ □⑦ 路
ヒント 学校までの道

Ⓓ □⑧ □⑨ 吉 □⑩
ヒント 縁起の良い日

Ⓔ □⑪ □⑫ 力
ヒント 最大スピード

Ⓕ □⑧ 胆 □② □⑬

Ⓖ □⑭ □③ □⑭ 決

Ⓗ □⑮ □⑥ □⑨ □⑪

❷

Ⓐ 管 □① □②
ヒント 会社やマンションを守る人

Ⓑ □① □③ 整 □④
ヒント 秩序正しいスジ道

Ⓒ □⑤ □⑥ 車
ヒント 足でこぐ二輪車

Ⓓ 茫 □④ □⑤ □⑦
ヒント 我を忘れてぼんやり

Ⓔ □⑧ □⑨ 源
ヒント ニュースの出どころ

Ⓕ □⑩ □① □⑩ 論

Ⓖ □⑤ □④ □⑫ 象

Ⓗ □⑬ □① □② □⑧

解答 ❶Ⓐ優柔不断、Ⓑ横断歩道、Ⓒ通学路、Ⓓ大安吉日、Ⓔ全速力、Ⓕ大胆不敵、Ⓖ即断即決、Ⓗ交通安全、
❷Ⓐ管理人、Ⓑ理路整然、Ⓒ自転車、Ⓓ茫然自失、Ⓔ情報源、Ⓕ空理空論、Ⓖ自然現象、Ⓗ義理人情

脳活ポイント

直感力と推理力を鍛える

空欄に入る漢字をパズルのように推理するため、直感力や推理力、想起力が鍛えられます。また、言語をつかさどる側頭葉が活性化し、国語力や語彙力の鍛錬にも大いに役立つと考えられます。

目標時間

50代まで	60代	70代以上
20分	25分	30分

正答数 ／32問　　かかった時間 分

③

Ⓐ 花 ①□ ②□ ③□

ヒント 自然の美しい景色

Ⓑ ④□ 日 ③□

ヒント 細長い弓形の月

Ⓒ ⑤□ ⑥□ 才

ヒント 未熟な人をののしったいい方

Ⓓ ④□ 寒 ⑦□ ⑧□

ヒント 寒暖をくり返す日々

Ⓔ ⑦□ 捨 ⑨□ ⑩□

ヒント 切り捨て切り上げ

Ⓕ ⑨□ ⑪□ ⑫□ 腑

Ⓖ ⑥□ 束 ④□ ⑬□

Ⓗ ⑭□ ⑮□ ⑥□ ①□

④

Ⓐ ①□ 死 ②□

ヒント どんな危機でも必ず生還

Ⓑ 門 ③□ ①□ ④□

ヒント 大事な秘密

Ⓒ 立 ②□ ④□ ⑤□

ヒント 社会で高い地位につくこと

Ⓓ ⑥□ ⑤□ 物

ヒント 芸能や珍しいものの興行

Ⓔ ⑦□ ⑧□ ⑨□ 首

ヒント 和歌が書かれた歌がるた

Ⓕ ②□ ⑩□ 測 ⑪□

Ⓖ 住 ⑫□ ①□ ⑪□

Ⓗ ⑨□ ⑤□ ⑨□ ⑬□

解答 ③Ⓐ花鳥風月、Ⓑ三日月、Ⓒ青二才、Ⓓ三寒四温、Ⓔ四捨五入、Ⓕ五臓六腑、Ⓖ二束三文、Ⓗ一石二鳥
④Ⓐ不死身、Ⓑ門外不出、Ⓒ立身出世、Ⓓ見世物、Ⓔ百人一首、Ⓕ身体測定、Ⓖ住所不定、Ⓗ一世一代

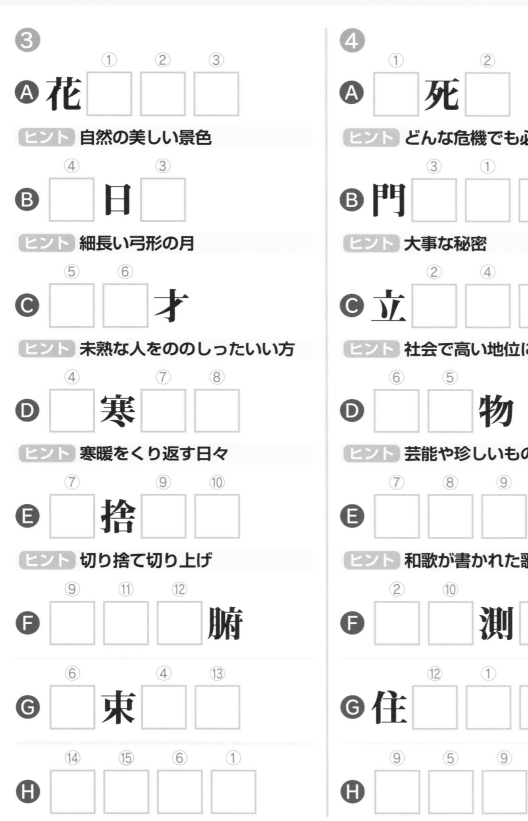

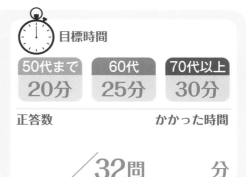

16日目 漢字仲間はずれ

実践日　　月　　日

難易度4 ★★★★☆

各問の７つの漢字のうち、６つの漢字を使って、二字熟語のしりとりを作ります。できた二字熟語の右側の漢字が次の左側の漢字になります。この二字熟語しりとりで使わなかった漢字を解答欄に入れてください。

問題	漢字	最初の文字	答え
①	板 高 前 意 座 看 校	看（1番目の熟語の左側）	
②	縮 豆 収 粒 小 敗 腐	収（1番目の熟語の左側）	
③	配 依 在 結 布 存 宅	依（1番目の熟語の左側）	
④	美 秘 神 雅 密 優 女	優（1番目の熟語の左側）	
⑤	了 研 礼 見 知 修 承	了（3番目の熟語の左側）	
⑥	台 全 号 持 屋 所 部	屋（3番目の熟語の左側）	
⑦	命 光 行 養 栄 生 名	養（3番目の熟語の左側）	
⑧	乳 辛 突 練 歯 試 入	試（3番目の熟語の左側）	

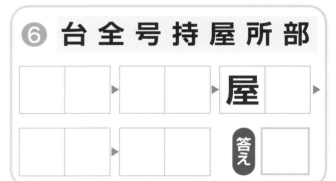

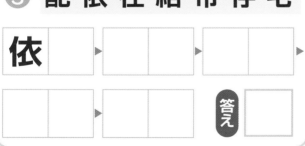

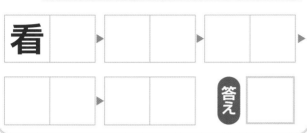

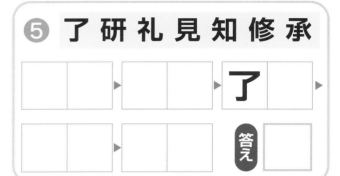

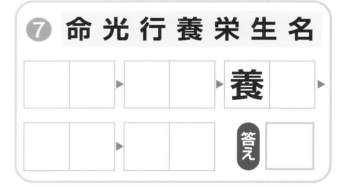

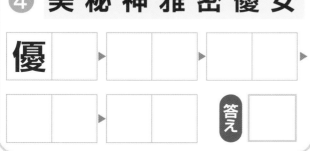

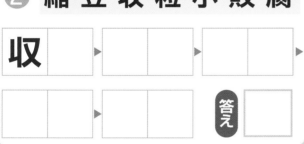

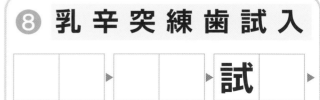

脳活ポイント

言語中枢を格段に磨く!

熟語をしりとりのようにつなげて並べることで、言語中枢である側頭葉を活性化させます。また、認知力や想起力、思考力、情報処理力も大いに磨かれると考えられます。

目標時間

50代まで	60代	70代以上
25分	35分	45分

正答数 ／16問　かかった時間 分

⑨ 期 頭 責 日 夕 任 没

責□ ▸ □□ ▸ □□ ▸ □□ ▸ □□ 答え□

⑩ 憶 嫌 勝 意 機 必 悪

必□ ▸ □□ ▸ □□ ▸ □□ ▸ □□ 答え□

⑪ 察 口 参 恵 考 人 知

参□ ▸ □□ ▸ □□ ▸ □□ ▸ □□ 答え□

⑫ 記 朝 認 早 明 証 日

認□ ▸ □□ ▸ □□ ▸ □□ ▸ □□ 答え□

⑬ 部 会 目 首 社 都 員

□□ ▸ □□ ▸ 都□ ▸ □□ ▸ □□ 答え□

⑭ 方 質 度 永 問 角 遠

□□ ▸ □□ ▸ 方□ ▸ □□ ▸ □□ 答え□

⑮ 道 可 走 決 進 行 歩

□□ ▸ □□ ▸ 行□ ▸ □□ ▸ □□ 答え□

⑯ 弁 初 花 葉 回 当 送

□□ ▸ □□ ▸ 当□ ▸ □□ ▸ □□ 答え□

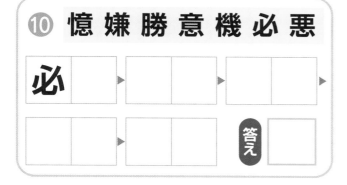

※解答は86ページをご覧ください

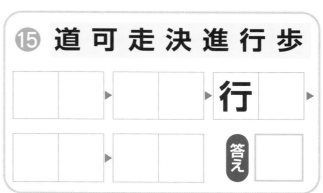

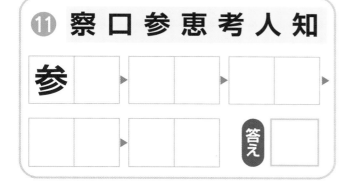

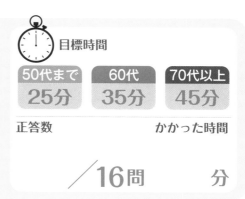

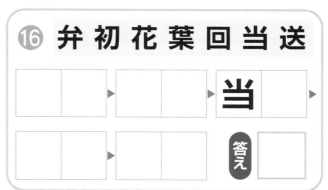

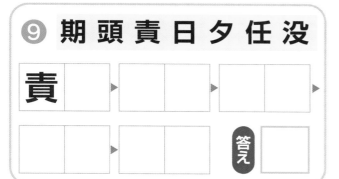

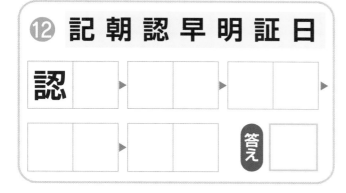

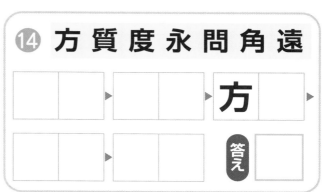

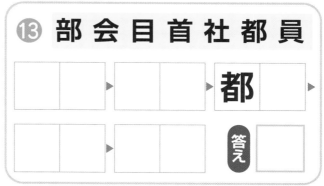

17日目 熟語知恵の輪

実践日

月　日

難易度❸★★★☆☆

各問、文字の大きさや、向きを変化させた漢字４つが、バラバラに提示されています。その４つの漢字をそれぞれ１回ずつすべて使って、日常的によく使われる二字熟語を２つ作ってください。答えは順不同です。

❶
答え
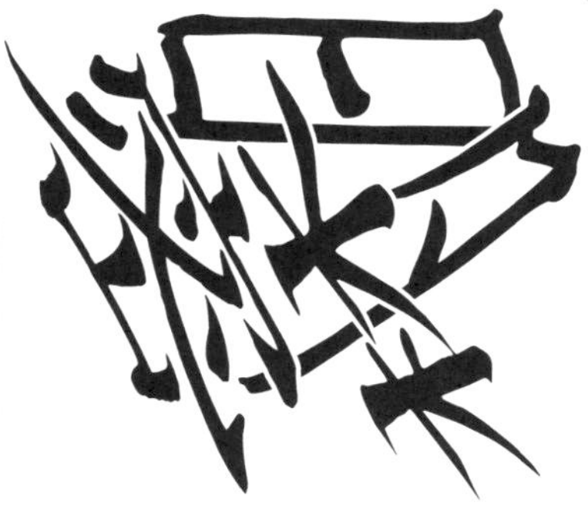

❷
答え
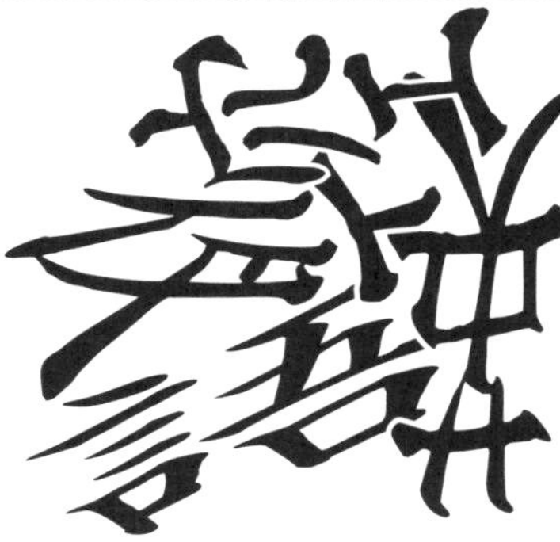

❸
答え
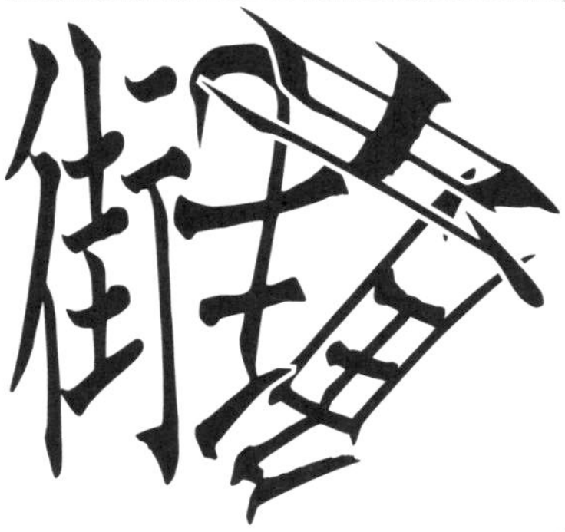

❹
答え
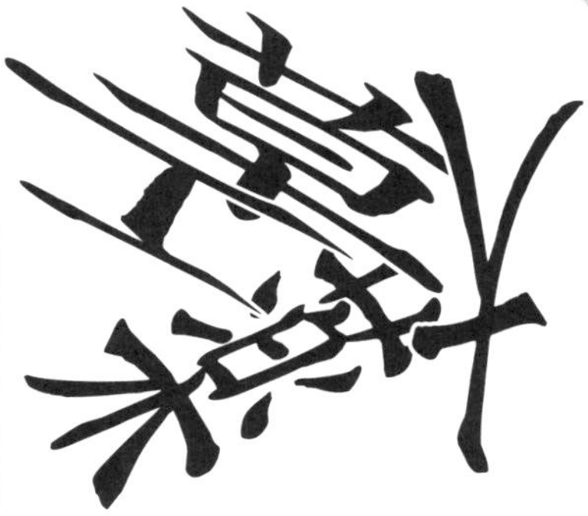

❺
答え
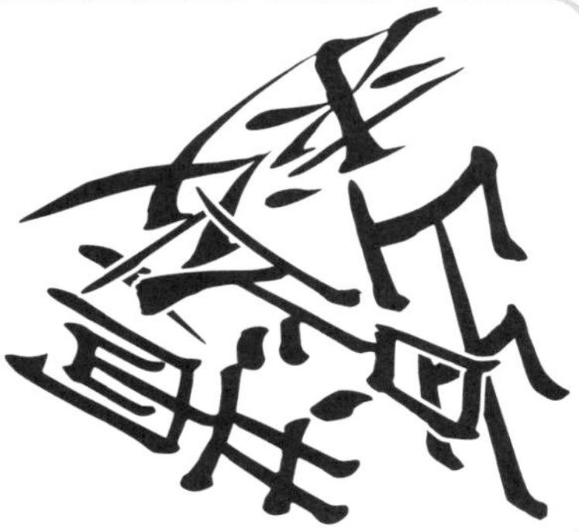

❻
答え
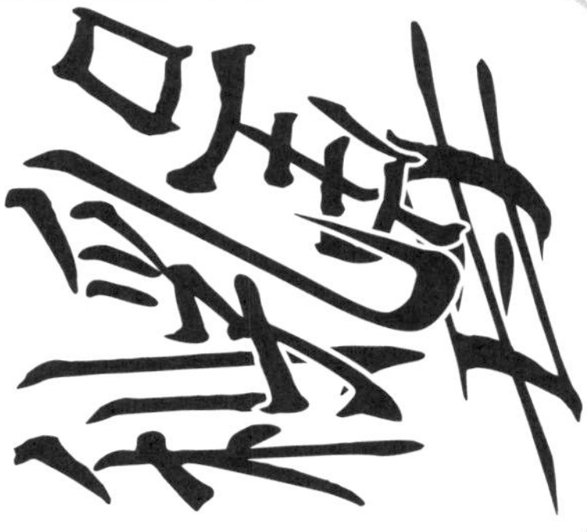

❼
答え
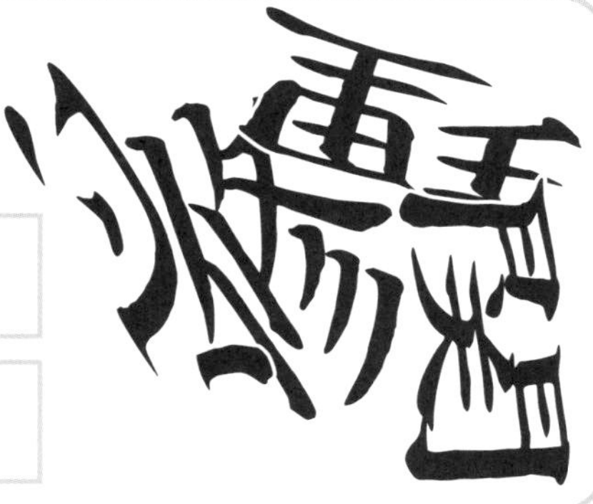

❽
答え
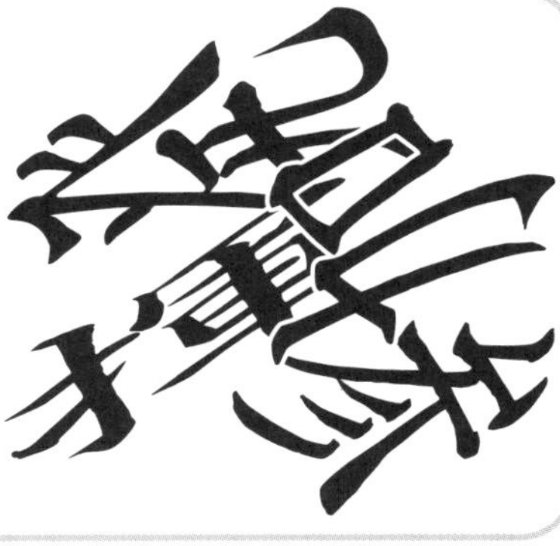

解答
❶夕日・密林、❷英語・夜空、❸毛虫・街角、❹大工・薬草、❺救出・満足、
❻利害・母乳（乳母もOK）、❼修理・関心、❽発揮（揮発もOK）・参加

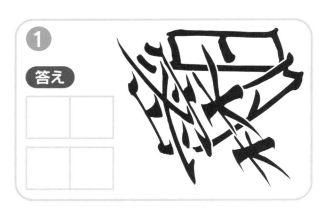

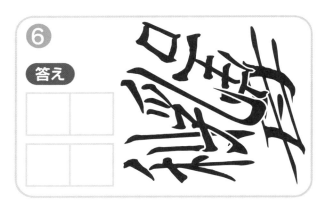

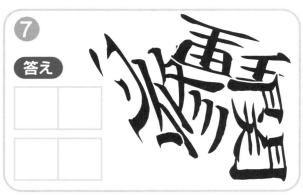

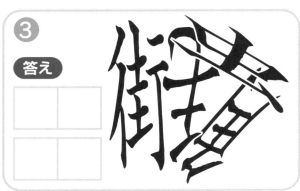

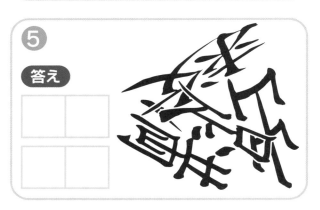

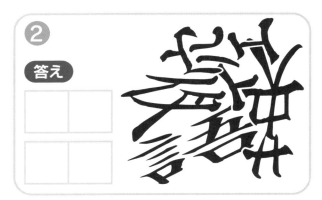

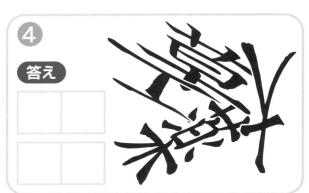

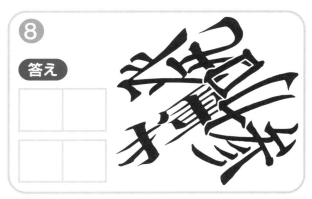

脳活ポイント

想起力と識別力を磨く

4つの漢字が、あたかも知恵の輪のように組み合わさっているので、それを解きほぐす識別力と、新たに組み合わせて二字熟語を考える想起力や発想力が同時に鍛えられます。

目標時間

50代まで	60代	70代以上
15分	20分	25分

正答数 ／16問　　かかった時間 分

⑨ 答え

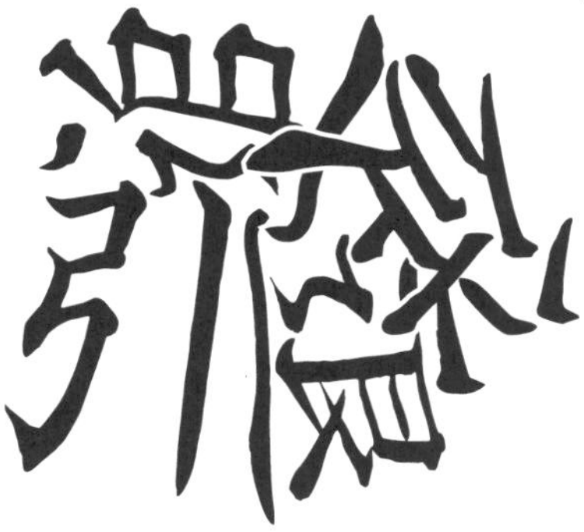

⑩ 答え

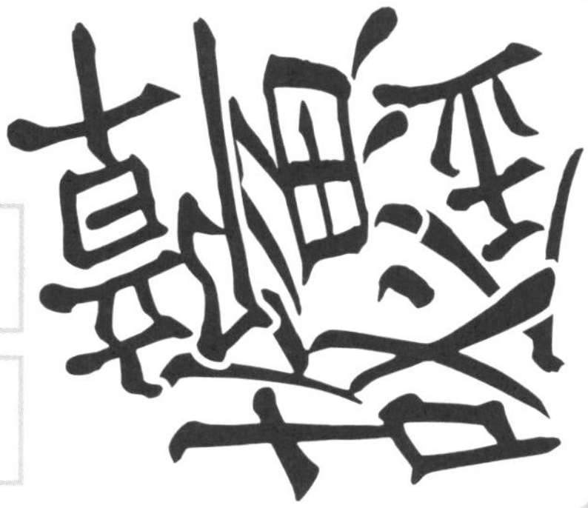

⑪ 答え

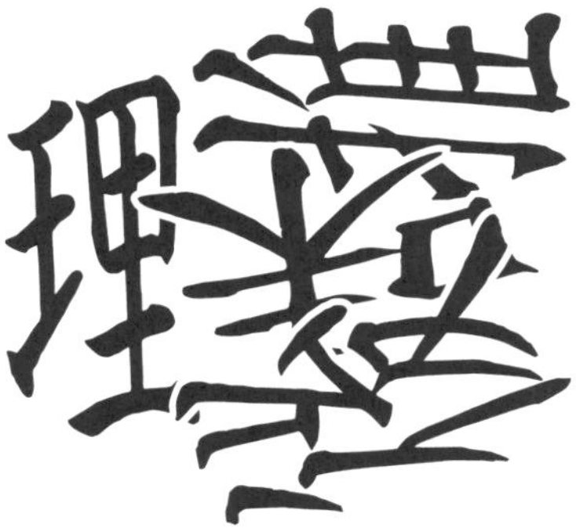

⑫ 答え

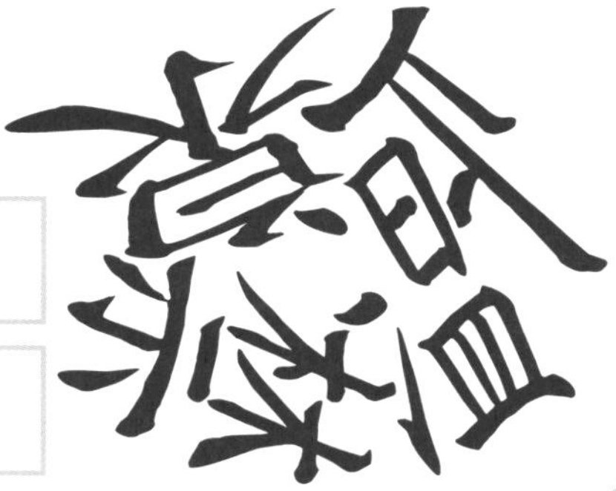

⑬ 答え

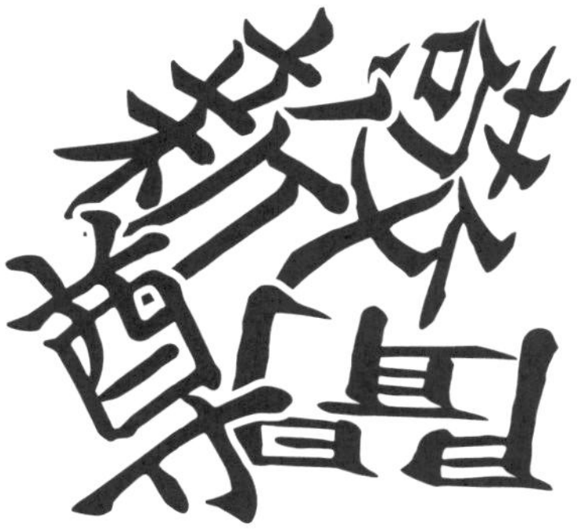

⑭ 答え

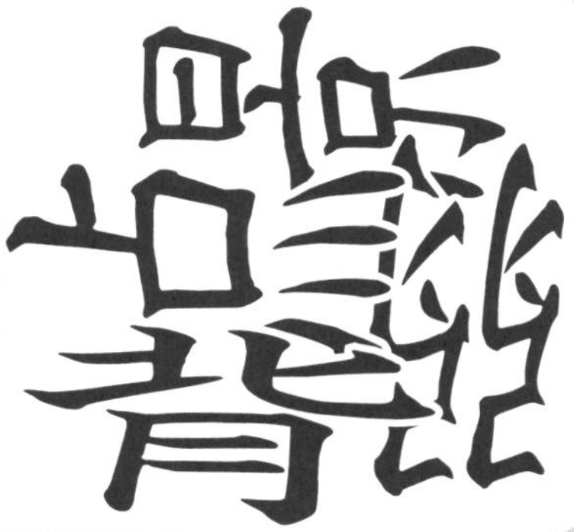

⑮ 答え

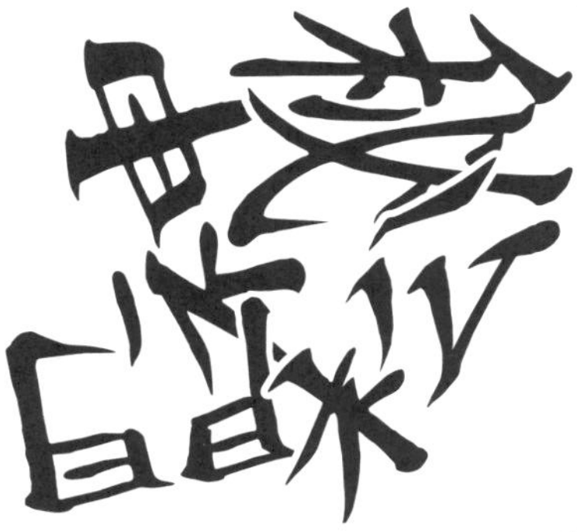

⑯ 答え

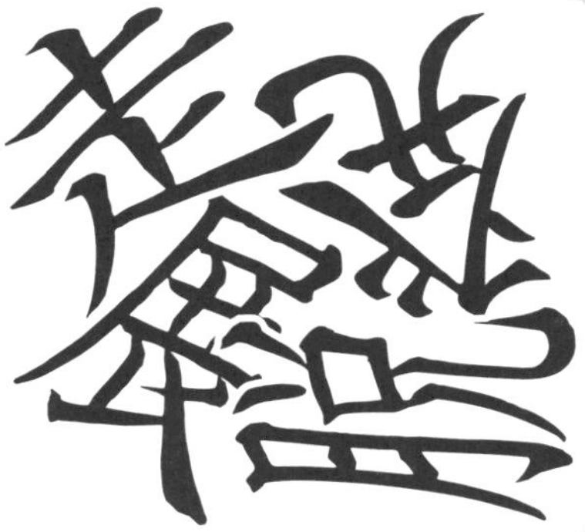

解答 ⑨引退・追従、⑩全員・故障、⑪後味・推理、⑫禁止・温泉、⑬尊敬・新聞、⑭弱点・背景、⑮神秘・門松、⑯発展・脱走

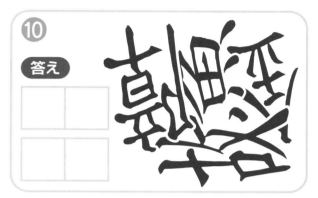

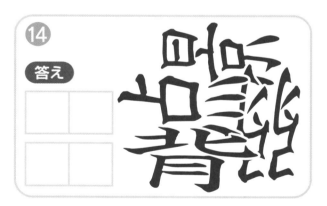

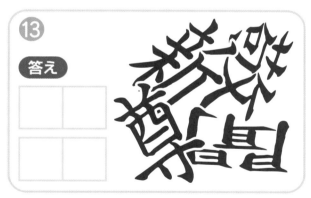

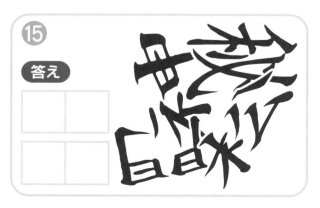

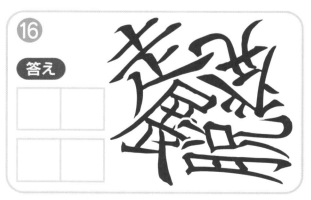

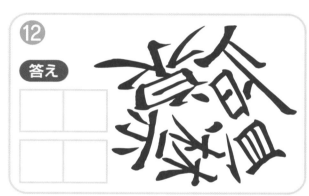

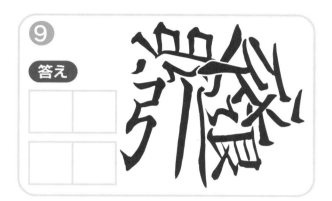

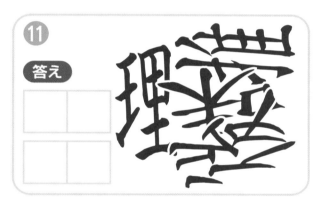

18日目 並べ替えW熟語探し

実践日

月　日

難易度3 ★★★☆☆

各問のカタカナを使って2種類の二字熟語の読み仮名を作り、リスト内の漢字でその2つの二字熟語を作ってください。問題はA～Dに分かれています。小文字と大文字の区別はありません。答えは順不同です。

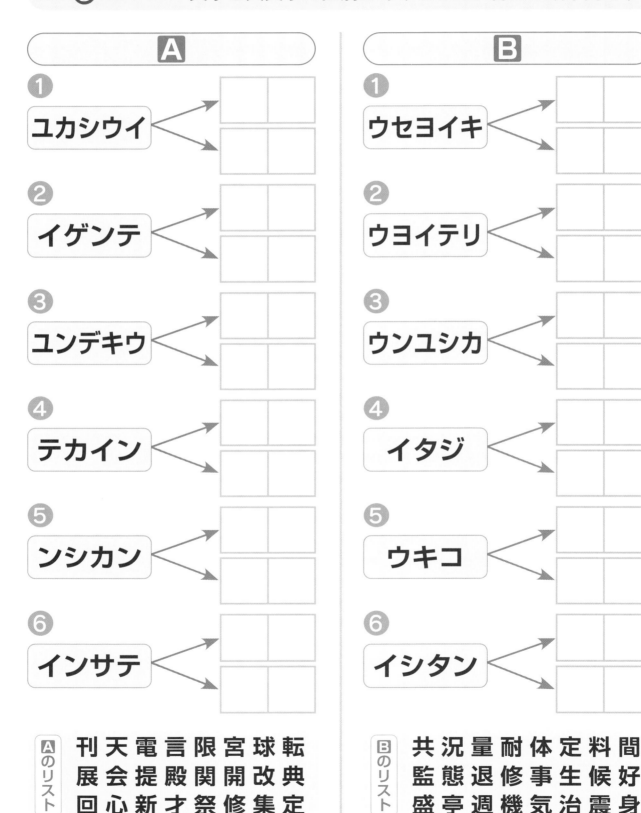

A

1 ユカシウイ

2 イゲンテ

3 ユンデキウ

4 テカイン

5 ンシカン

6 インサテ

Aのリスト

刊 天 電 言 限 宮 球 転
展 会 提 殿 関 開 改 典
回 心 新 才 祭 修 集 定

B

1 ウセヨイキ

2 ウヨイテリ

3 ウンユシカ

4 イタジ

5 ウキコ

6 イシタン

Bのリスト

共 況 量 耐 体 定 料 間
監 態 退 修 事 生 候 好
盛 亭 週 機 気 治 震 身

解答
A 1 改修・集会、2 提言・限定、3 電球・宮殿、4 回転・展開、5 関心・新刊、6 天才・祭典
B 1 共生・盛況、2 定量・料亭、3 週間・監修、4 事態・退治、5 気候・好機、6 耐震・身体

脳活ポイント

認知力や思考力を磨く！

２種類の異なる熟語を作るさい、脳の言語中枢が刺激され、語彙力や注意力、認知力のアップが期待できます。また、思考力や判断力を鍛える訓練にもなると考えられます。

目標時間

50代まで	60代	70代以上
20分	25分	30分

正答数 ／24問

かかった時間 分

C

❶ クジコ → □□ / □□

❷ ユチシヤウ → □□ / □□

❸ ンカサ → □□ / □□

❹ ウゲヨシン → □□ / □□

❺ ユイサウシ → □□ / □□

❻ ンシゼン → □□ / □□

Cのリスト

前 親 下 減 才 時 言 採
刻 車 進 射 加 示 善 告
証 集 算 傘 少 中 秀 注

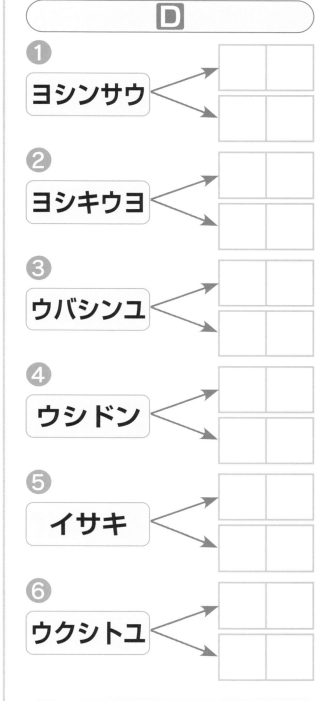

D

❶ ヨシンサウ → □□ / □□

❷ ヨシキウヨ → □□ / □□

❸ ウバシンユ → □□ / □□

❹ ウシドン → □□ / □□

❺ イサキ → □□ / □□

❻ ウクシトユ → □□ / □□

Dのリスト

振 記 算 消 参 得 匠 晩
集 動 再 特 終 収 照 載
盤 童 巨 心 秋 起 勝 去

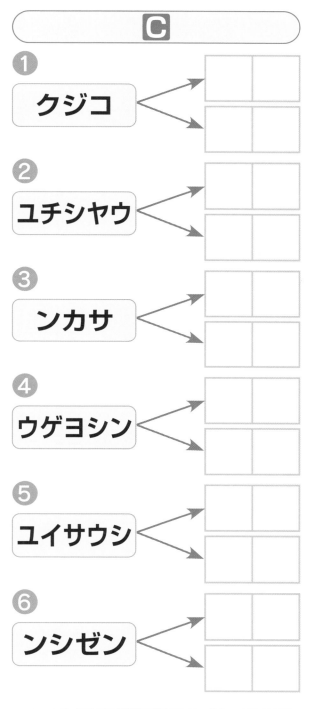

解答
C ①告示・時刻、②車中・注射、③加算・傘下、④減少・証言、⑤採集・秀才、⑥親善・前進
D ①参照・勝算、②消去・巨匠、③晩秋・終盤、④童心・振動、⑤再起・記載、⑥収得・特集

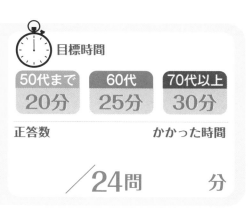

19日目 誤読漢字チェック

実践日

月　日

難易度4★★★★☆

各問、誤読しやすい言葉や読みにくい言葉が書かれています。意味を参考にしながら、各言葉の読み方をひらがなで書いてください。送り仮名がある場合は、それも解答欄に書き入れてください。

❶ 厳めしい

意味　重々しく、威厳があるようす。

答え

❷ 自ずと

意味　成り行きにまかせ、自然にそうなるさま。

答え

❸ 清々しい

意味　さわやかで気持ちがいいようす。

答え

❹ 解れる

意味　からまったものがとけはなれること。

答え

❺ 東雲

意味　夜明け前に茜色に染まる空を表す。

答え

❻ 相殺

意味　貸し借りなどを差し引きすること。

答え

❼ 十八番

意味　最も得意な芸や技のこと。

答え

❽ 納戸

意味　道具をしまっておく屋内の物置部屋。

答え

❾ 愛敬

意味　にこやかで、かわいいこと。

答え

❿ 長ける

意味　ある経験が豊富で、優れていること。

答え

解答　❶いかめしい、❷おのずと、❸すがすがしい、❹ほぐれる、❺しののめ、❻そうさい、❼おはこ、❽なんど、❾あいきょう、❿たける

脳活ポイント

集中力·注意力が自然に養われる

もしかしたら間違って覚えてしまっているかもしれない、難しい読み方の漢字を集めてあります。必ず答え合わせをして、確実に覚えましょう。くり返せば集中力と注意力が自然と養われます。

目標時間

50代まで	60代	70代以上
15分	20分	25分

正答数 ／20問

かかった時間 分

⑪ 発端

意味 すでに起こっている物事の始まり。

答え

⑫ 田舎

意味 都会から離れた土地や故郷のこと。

答え

⑬ 成就

意味 願いや望みが実現すること。

答え

⑭ 祝詞

意味 神に祈る言葉。

答え

⑮ 業腹

意味 とても腹が立つこと。

答え

⑯ 苦渋

意味 物事がうまくいかず、苦しみ悩むこと。

答え

⑰ 作務衣

意味 僧が日常の雑務をこなすときに着る衣装。

答え

⑱ 論う

意味 ささいなことを批判的にいうこと。

答え

⑲ 極意

意味 学問や技芸で核となるもの。

答え

⑳ 弁える

意味 人としての道理を心得ていること。

答え

解答 ⑪ほったん、⑫いなか、⑬じょうじゅ、⑭のりと（しゅくしとも読むが、祝いの言葉を意味するので、ここでは不正解とする）、⑮ごうはら、⑯くじゅう、⑰さむえ、⑱あげつらう、⑲ごくい、⑳わきまえる

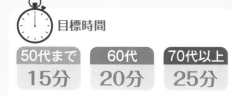

20日目 読み仮名パズル

実践日

月　日

難易度 3 ★★★☆☆

二字熟語を囲むマスの中には、二字熟語の読み仮名を構成するひらがなが入ります。二字熟語が読み仮名に囲まれるように、ひらがなを書いてください。小文字と大文字の区別はありません。

1

①　②

③　捻挫　④　暗算　⑤

⑥　年代　⑦　案内　⑧

2

①　②　③

④　出納　⑤　冷凍　⑥

⑦　倒木　⑧　特例　⑨

3

①　②　③

排斥　配送

④　⑤　⑥

製品　因数

⑦　⑧　⑨

4

①　②　③

密接　解説

④　⑤　⑥

節約　野生

⑦　⑧

5

①　②　③　④

口頭　盗塁　分類

⑤　⑥　⑦　⑧

登院　整頓　宣誓

⑨　⑩　⑪　⑫

印刷　賛成　精製

⑬　⑭　⑮　⑯

6

①　②　③　④

前奏　運転　展開

⑤　⑥　⑦　⑧

乾燥　好感　根幹

⑨　⑩　⑪　⑫

完結　国会　懇意

⑬　⑭　⑮

解答

1 ①ざ②ん③ね④ん⑤あ⑥だ⑦い⑧な、2 ①す②い③う④う⑤と⑥れ⑦ぼ⑧く⑨い、
3 ①き②は③そ④せ⑤い⑥う⑦ひ⑧ん⑨す、4 ①み②つ③か④つ⑤せ⑥い⑦く⑧や、
5 ①こ②う③る④ぶ⑤う⑥と⑦い⑧ん⑨い⑩ん⑪せ⑫せ⑬つ⑭さ⑮い⑯い、
6 ①ぜ②ん③て④い⑤そ⑥う⑦ん⑧か⑨ん⑩か⑪こ⑫ん⑬け⑭つ⑮い

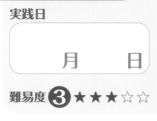

脳活ポイント

じっくり考えて思考力が鍛えられる

漢字の読み方を問うだけではなく、どこにひらがなを置けばすべての二字熟語が囲めるのかを考える手順が加わる問題なので、想起力とともに思考力が鍛えられます。じっくり考えましょう。

目標時間

50代まで	60代	70代以上
30分	40分	50分

正答数 ／12問

かかった時間 分

⑦

①②③④⑤⑥⑦⑧⑨

攻撃　高原

交錯　根菜

⑧

①②③④⑤⑥⑦⑧⑨

断熱　段階

年号　咽頭

⑨

①②③④⑤⑥⑦⑧⑨

傾向　国権

敬愛　景観

⑩

①②③④⑤⑥⑦⑧⑨

服役　恐怖

貿易　強固

⑪

①②③④⑤⑥⑦⑧⑨⑩⑪⑫⑬⑭⑮

即席　空席　恒星

側室　後屈　孝行

固執　国交　高騰

⑫

①②③④⑤⑥⑦⑧⑨⑩⑪⑫⑬⑭⑮

能面　濃密　蜜蜂

面倒　公民　小道

感動　勧告　国技

解答

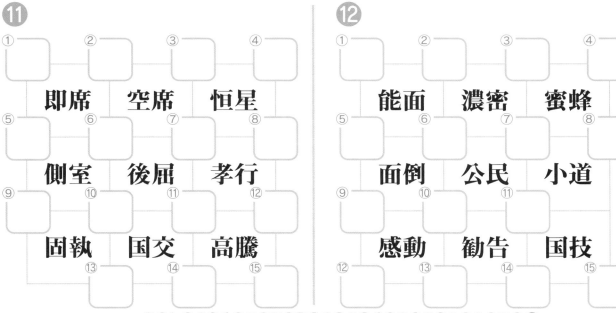

⑦ ①き ②げ ③う ④う ⑤こ ⑥ん ⑦く ⑧さ ⑨い、⑧ ①つ ②だ ③か ④ね ⑤ん ⑥い ⑦ご ⑧う ⑨と、
⑨ ①う ②こ ③つ ④い ⑤け ⑥ん ⑦あ ⑧い ⑨か、⑩ ①く ②ふ ③う ④え ⑤き ⑥よ ⑦ぼ ⑧う ⑨こ、
⑪ ①せ ②き ③せ ④せ ⑤い ⑥そ ⑦く ⑧う ⑨こ ⑩し ⑪つ ⑫こ ⑬う ⑭こ ⑮う、
⑫ ①ん ②の ③つ ④ば ⑤め ⑥う ⑦み ⑧ち ⑨ど ⑩ん ⑪こ ⑫う ⑬か ⑭く ⑮ぎ

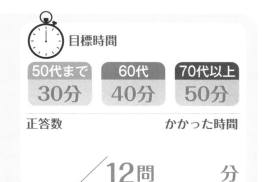

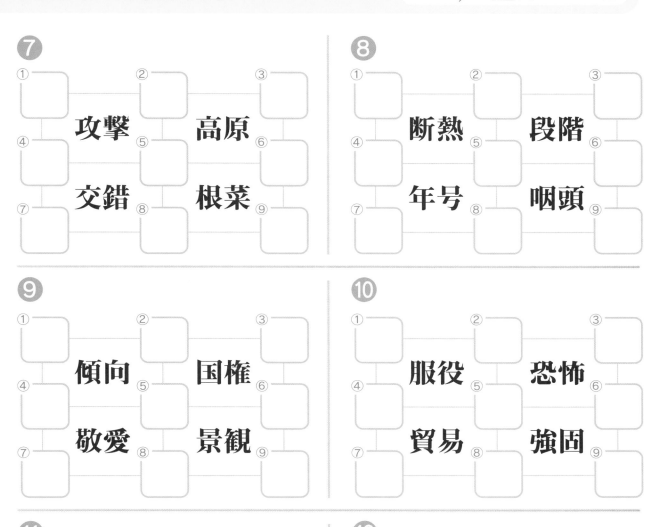

21日目 片づけ四字熟語

実践日

月　　日

難易度③★★★☆☆

解答欄の外側にある16個の漢字を、それぞれの矢印の進行方向にある４つのマスのいずれかに入れて、①～④の４つの四字熟語を作ってください。４つの四字熟語がすべて埋まったら正解です。

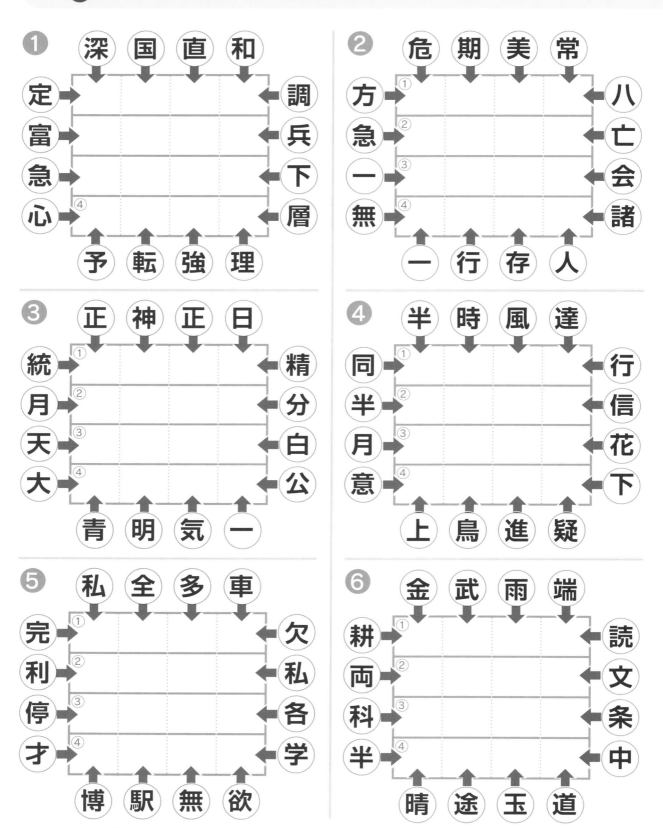

❶

	深	国	直	和	
定					調
富					兵
急					下
心 ④					層
	予	転	強	理	

❷

	危	期	美	常	
方 ①					八
急 ②					亡
一 ③					会
無 ④					諸
	一	行	存	人	

❸

	正	神	正	日	
統 ①					精
月 ②					分
天 ③					白
大 ④					公
	青	明	気	一	

❹

	半	時	風	達	
同 ①					行
半 ②					信
月 ③					花
意 ④					下
	上	鳥	進	疑	

❺

	私	全	多	車	
完 ①					欠
利 ②					私
停 ③					各
才 ④					学
	博	駅	無	欲	

❻

	金	武	雨	端	
耕 ①					読
両 ②					文
科 ③					条
半 ④					中
	晴	途	玉	道	

解答　❶ ①予定調和、②富国強兵、③急転直下、④深層心理、❷ ①八方美人、②危急存亡、③一期一会、④諸行無常、❸ ①精神統一、②正月気分、③青天白日、④公明正大、❹ ①同時進行、②半信半疑、③花鳥風月、④上意下達、❺ ①完全無欠、②私利私欲、③各駅停車、④博学多才、❻ ①晴耕雨読、②文武両道、③金科玉条、④中途半端

脳活ポイント

思考力と判断力を鍛錬する

まず、どんな四字熟語になるか見当をつけるのに、想起力が働きます。次に、どのように文字を組めばマスがきれいに埋まるかを考える、思考力と判断力が継続して使われます。12問解くのに集中力も必要。

目標時間

50代まで	60代	70代以上
25分	30分	40分

正答数 ／12問　かかった時間 分

⑦

上：他　純　暗　入

左		右
直	①	単
人	②	儀
己	③	示
単	④	明

下：自　刀　行　快

⑧

上：頭　老　水　休

左		右
花	①	月
死	②	不
年	③	無
寒	④	足

下：鏡　中　不　熱

⑨

上：一　実　調　改

左		右
一	①	進
根	②	事
口	③	査
暮	④	朝

下：出　令　無　退

⑩

上：舌　分　応　所

左		右
勝	①	自
先	②	寸
材	③	適
質	④	答

下：適　疑　三　手

⑪

上：天　光　手　女

左		右
国	①	子
手	②	管
火	③	電
地	④	無

下：帰　練　石　用

⑫

上：二　機　方　面

左		右
正	①	行
喜	②	満
転	③	心
人	④	羽

下：品　色　一　織

解答
⑦ ①単刀直入、②他人行儀、③自己暗示、④単純明快、⑧ ①鏡花水月、②不老不死、③年中無休、④頭寒足熱、
⑨ ①一進一退、②事実無根、③出口調査、④朝令暮改、⑩ ①自分勝手、②舌先三寸、③適材適所、④質疑応答、
⑪ ①帰国子女、②手練手管、③電光石火、④天地無用、⑫ ①品行方正、②喜色満面、③心機一転、④二人羽織

22日目 数字つなぎ三字熟語

実践日

月　　日

難易度③★★★☆☆

１の★印から２の●印、３の●印というように各数字の印を順序よく線でつなぐと現れる３文字の漢字を使ってできる熟語を答えてください。最後の数字の印は☆です。最後まで線を引かなくても答えは導けます。

❶

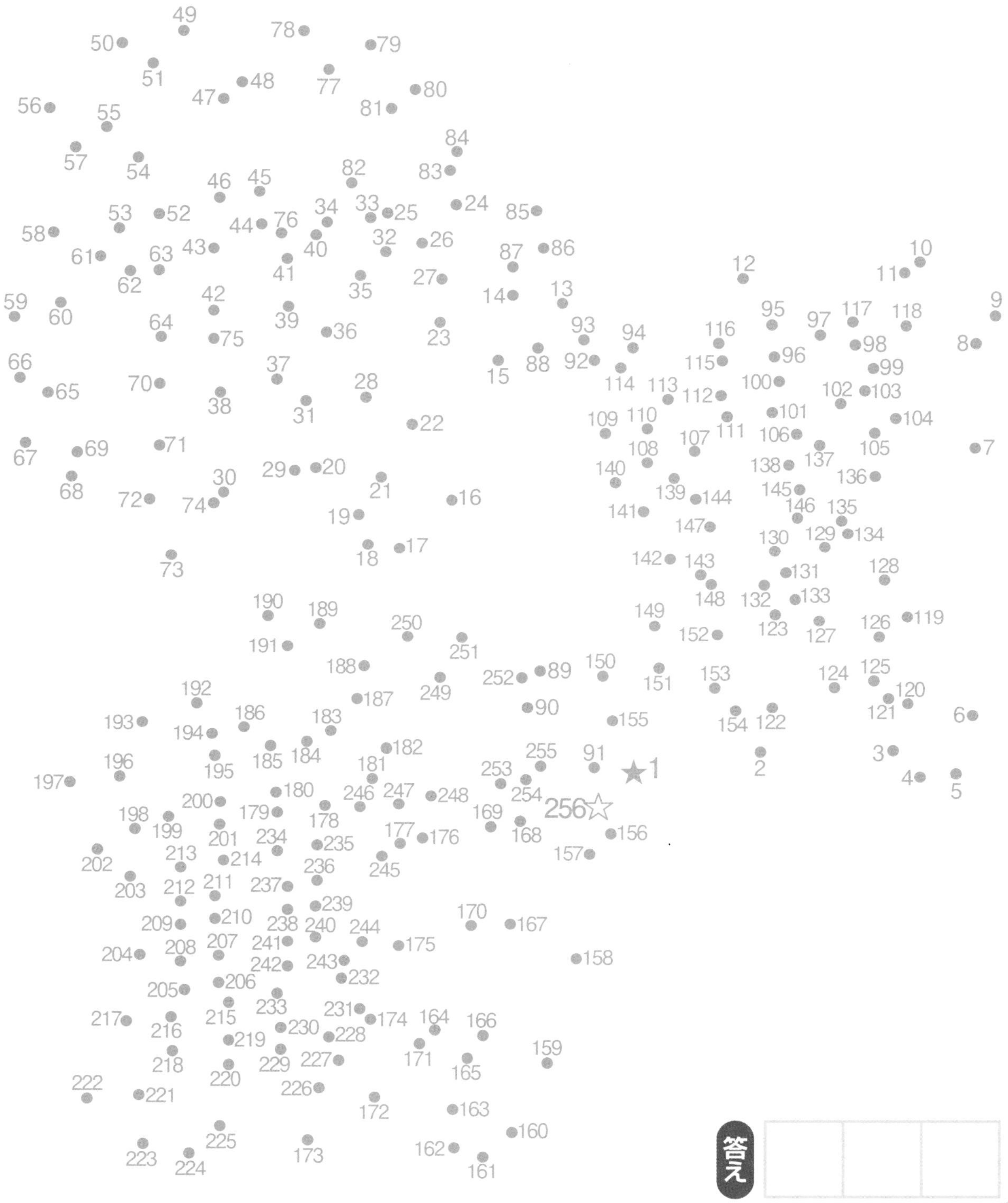

答え

脳活ポイント

見る力を磨き脳が活性

浮かび上がった図形から漢字を読み取り、三字熟語が何かを答えることで、脳の「見る力」の訓練にもなります。また、点を１から順につなげるため、注意力や集中力も鍛えられます。

目標時間

50代まで	60代	70代以上
15分	30分	40分

正答数　／2問　　かかった時間　分

❷

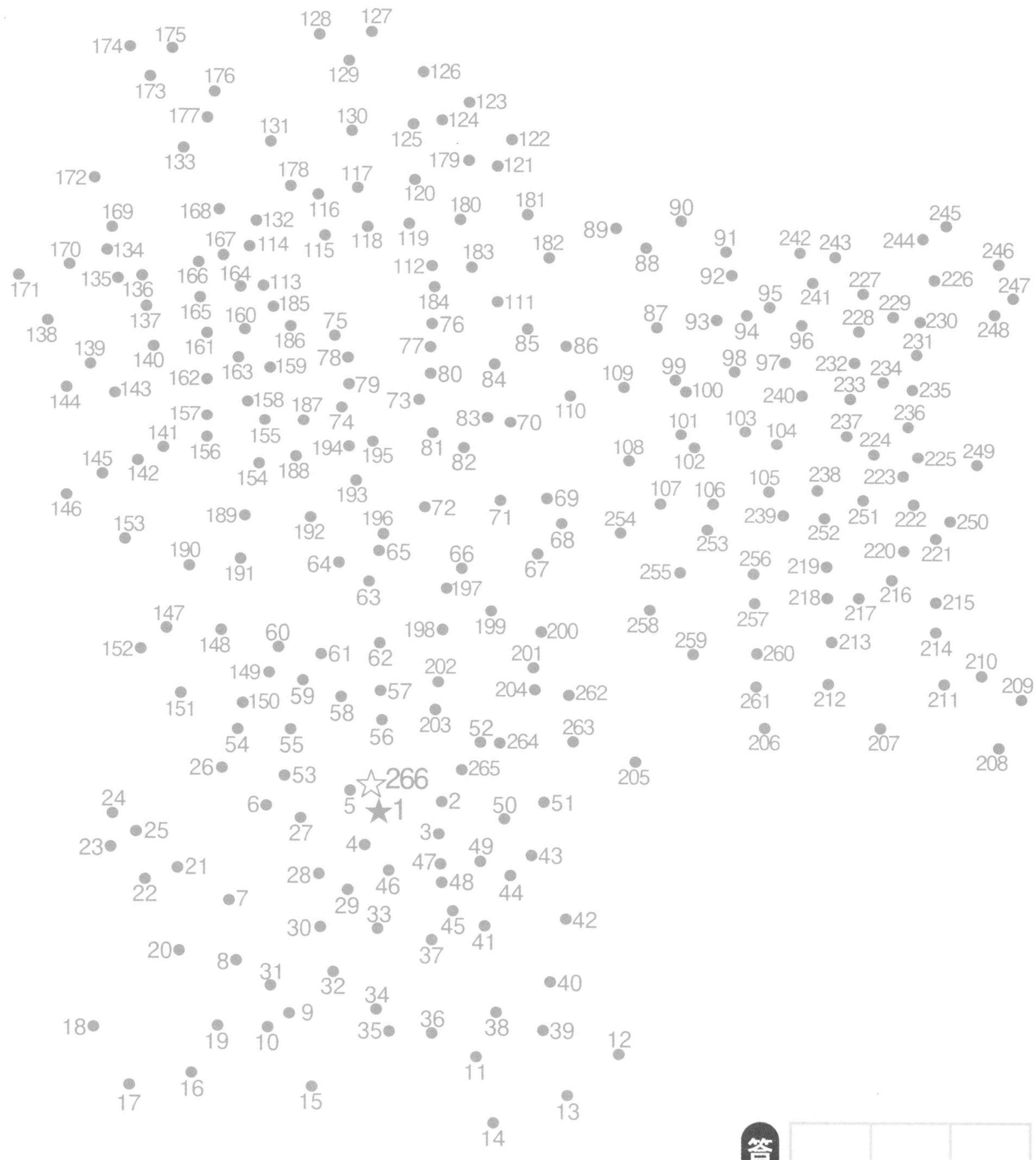

答え

※解答は87ﾍﾟｰｼﾞをご覧ください

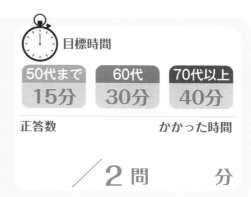

23日目 漢字連想クイズ

実践日

月　日

難易度❸★★★☆☆

❶～⑳にあるカタカナは、ある言葉から１文字抜いて○に置き換えてバラバラに並べたものです。足りない１文字を補ったうえで、正しく並べて漢字でカッコ内に書いてください。下の言葉は答えのヒントです。

❶ イン○サ

（　　　　　）

ダイコン　ニンジン
煮物　掘る

❷ ピ○ンン

（　　　　　）

クーリングオフ　払い戻し
通販　不良品

❸ ヨ○ウシ

（　　　　　）

舞台　服
儀式　花嫁

❹ テメ○ンイン

（　　　　　）

空港　旅行者
税金　パスポート

❺ キサ○セン

（　　　　　）

会計　病院
駐車場　乗り越し

❻ マク○トンシ

（　　　　　）

四国　鳴門海峡
阿波踊り　スダチ

❼ エン○ツユカ

（　　　　　）

見下す　うぬぼれ
自尊　勝者

❽ イッケ○カロ

（　　　　　）

雪の結晶　720度
ヘキサゴン　鉛筆

❾ ザケカ○イウイ

（　　　　　）

お金　波及
景気　オリンピック

❿ ナボウ○イトンク

（　　　　　）

方角　地図
風見鶏　コンパス

解答 ❶根菜、❷返品、❸衣装、❹免税店、❺精算機、❻徳島県、❼優越感、❽六角形、❾経済効果、❿東西南北

脳活ポイント

情報処理能力と洞察力が根づく

カタカナを全体に眺めたときに、答えが浮かび上がってくるようなら、情報処理能力と洞察力がかなり鍛えられています。わからなければ、想起力を刺激する厳選された言葉のヒントを活用してください。

目標時間

50代まで	60代	70代以上
15分	25分	30分

正答数 ／20問　かかった時間 分

⑪ ノガ○ナン

（　　　　　　）

八ヶ岳　軽井沢
松本城　リンゴ

⑫ ンウ○ドコ

（　　　　　　）

人気　芸能人
印象　親しみ

⑬ ンチ○シテ

（　　　　　　）

転職　引っ越し
活躍の場　転校

⑭ ンュセ○シケ

（　　　　　　）

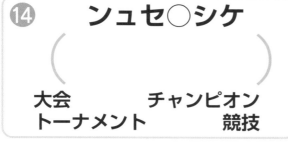

大会　チャンピオン
トーナメント　競技

⑮ ョブツア○シブラ

（　　　　　　）

ナタネ油　大豆
脂質　炒め物

⑯ ギツ○イカ

（　　　　　　）

セミナー　相談
会社　机

⑰ ョチ○ウシ

（　　　　　　）

フェニックス　エジプト神話
手塚治虫　復興計画

⑱ ウロジン○ヤキミニ

（　　　　　　）

銅像　薪
読書　尊徳

⑲ ウウ○ホザコ

（　　　　　　）

トイレ　ラベンダー
靴　におい

⑳ ンカギサ○ュウジン

（　　　　　　）

ママ友　学校行事
教室　保護者

解答 ⑪長野県、⑫好感度、⑬新天地、⑭選手権、⑮植物油、⑯会議室、⑰不死鳥、⑱二宮金次郎、⑲芳香剤、⑳授業参観

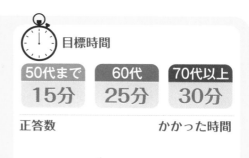

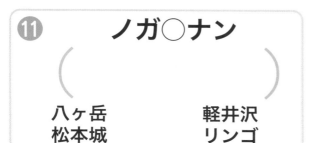

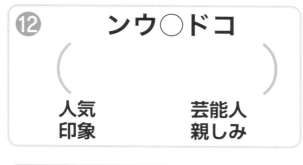

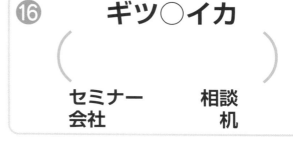

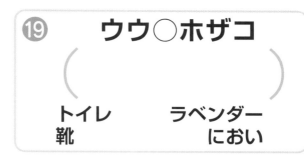

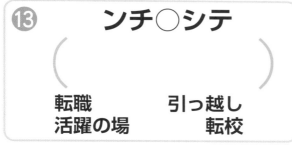

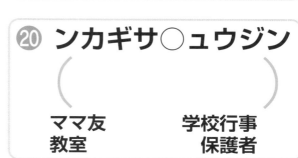

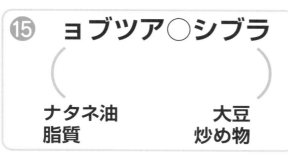

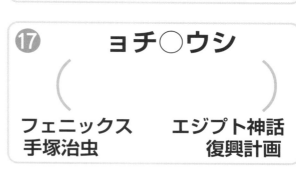

24日目 熟語駅伝

実践日

月　日

難易度 4 ★★★★☆

２～４文字の熟語が成立するよう、問題に提示された漢字をすべて、右のマスに当てはめてください。矢印でつながる上下のマスには同じ漢字が入ります。各問、すでに漢字が入っているマスもあります。

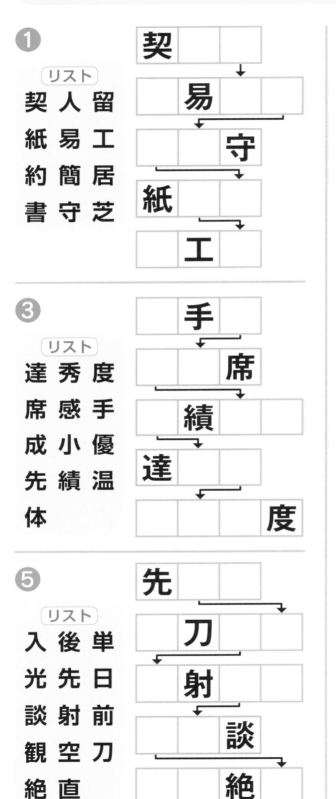

①

リスト

契 人 留
紙 易 工
約 簡 居
書 守 芝

契			
	易		
		守	
紙			
	工		

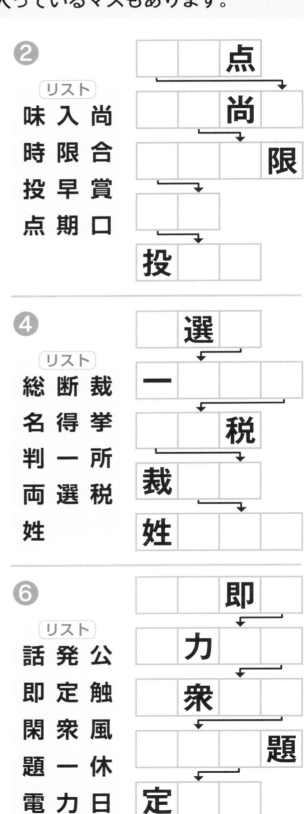

②

リスト

味 入 尚
時 限 合
投 早 賞
点 期 口

		点	
		尚	
			限
投			

③

リスト

達 秀 度
席 感 手
成 小 優
先 績 温
体

	手		
		席	
	績		
達			
			度

④

リスト

総 断 裁
名 得 挙
判 一 所
両 選 税
姓

	選		
一			
		税	
裁			
姓			

⑤

リスト

入 後 単
光 先 日
談 射 前
観 空 刀
絶 直

先			
	刀		
	射		
		談	
		絶	

⑥

リスト

話 発 公
即 定 触
閑 衆 風
題 一 休
電 力 日

		即	
	力		
	衆		
			題
定			

脳活ポイント

脳の司令塔を刺激!

ヒントの漢字をもとに2～4文字の熟語を作り出すため、想起力と言語力が鍛えられるとともに脳の司令塔「前頭前野」が刺激され、認知力や思考力が磨かれます。

目標時間

50代まで	60代	70代以上
25分	35分	45分

正答数　／12問　かかった時間　分

⑦

リスト
象 味 任
嫁 不 庁
同 責 行
転 意 気

			嫁
		同	
不			
		庁	

⑧

リスト
口 握 大
臣 下 総
理 会 手
株 処 主

			会
		大	
	処		
口			
握			

⑨

リスト
地 己 所
張 急 団
主 在 本
自 太 緩
人

		人	
		主	
緩			
所			
		太	

⑩

リスト
十 支 文
順 架 平
度 五 低
音 頭 字
身

			順
		架	
	文		
		低	
	支		

⑪

リスト
月 万 粧
千 五 筆
花 人 鏡
年 化 変
形 水

五			
鏡			
	粧		
	変		
		筆	

⑫

リスト
後 敵 月
少 胆 生
事 青 価
日 希 不
値 年 大

希			
青			
		月	
			事
		不	

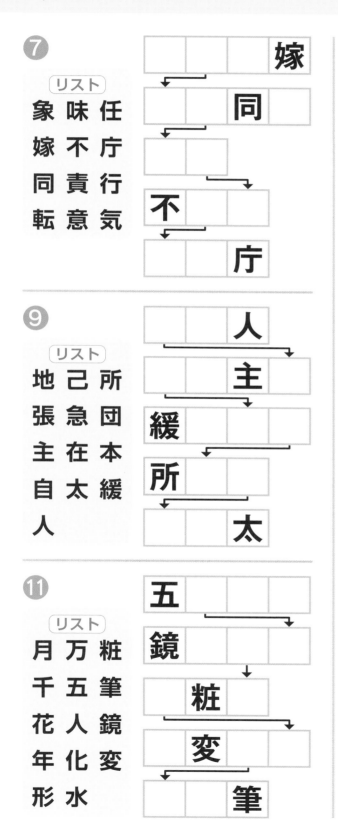

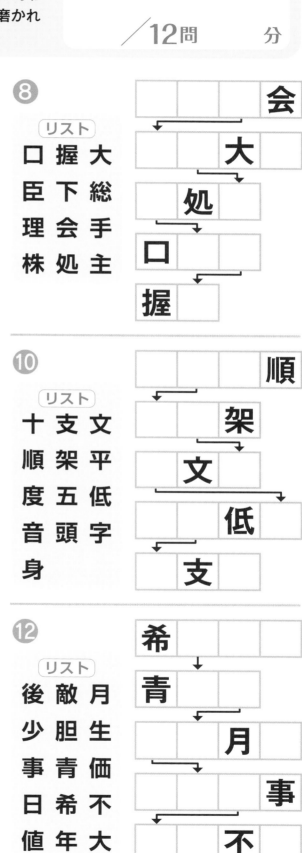

※解答は87ページをご覧ください

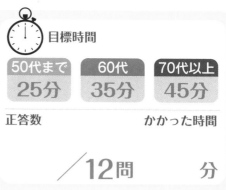

25日目 二字熟語クロス

実践日

月　日

難易度 4 ★★★★☆

下のリストから、上下左右にある漢字と組み合わせて二字熟語を４つ作れる漢字を選び、中央のマスに記入します。ページごとに16問すべて解いたら、リストに残った４字の漢字から四字熟語を作ってください。

①

	脱	
羽		髪
	穴	

②

	名	
帳		外
	記	

③

	順	
門		号
	組	

④

	夜	
大		熟
	分	

⑤

	人	
悪		調
	火	

⑥

	衣	
仮		飾
	丁	

⑦

	神	
写		理
	済	

⑧

	平	
円		定
	心	

⑨

	砲	
本		太
	腰	

⑩

	補	
拡		電
	足	

⑪

	固	
祝		書
	表	

⑫

	太	
舌		膜
	舞	

⑬

	後	
中		承
	続	

⑭

	親	
出		望
	示	

⑮

	特	
演		術
	能	

⑯

	防	
道		体
	材	

①〜⑯のリスト

口	鼓	丸	技	矛	番	己
自	展	辞	簿	毛	具	充
装	経	盾	継	安	半	

⑰ 四字熟語の答え

答え

解答 ①毛、②簿、③番、④半、⑤口、⑥装、⑦経、⑧安、⑨丸、⑩充、⑪辞、⑫鼓、⑬継、⑭展、⑮技、⑯具、⑰＜四字熟語の答え＞自己矛盾

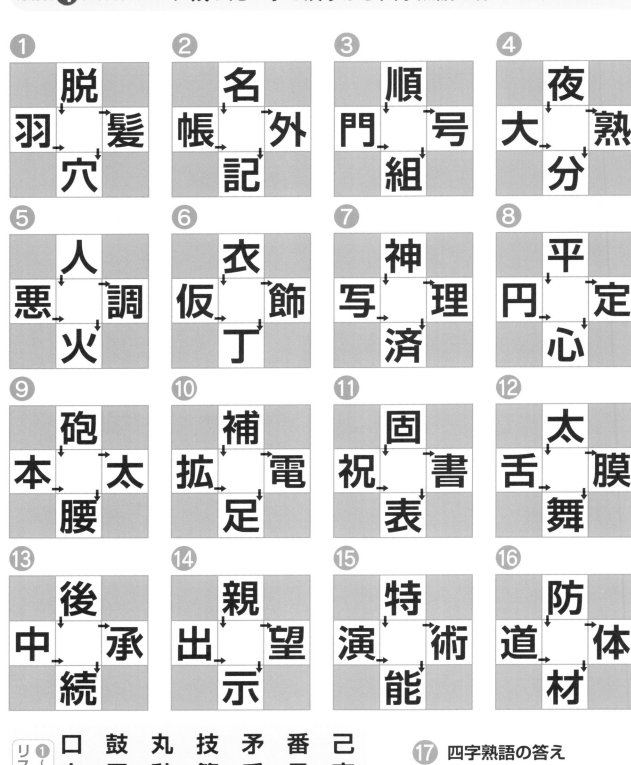

脳活ポイント

思考力と想起力を磨く！

４つの二字熟語に共通する漢字を探すのに必要な思考力や想像力・洞察力や、漢字を思い出す想起力が養われると考えられます。また、漢字力や語彙力を向上させる効果も期待できるでしょう。

目標時間

50代まで	60代	70代以上
25分	35分	45分

正答数　／34問

かかった時間　分

⑱
	油	
用		袋
	面	

⑲
	座	
余		奮
	味	

⑳
	愛	
援		身
	送	

㉑
	文	
貢		立
	上	

㉒
	大	
禁		師
	村	

㉓
	土	
食		官
	具	

㉔
	円	
潤		走
	舌	

㉕
	浮	
交		具
	説	

㉖
	京	
古		市
	度	

㉗
	暗	
色		豆
	煙	

㉘
	最	
始		盤
	止	

㉙
	脇	
配		目
	所	

㉚
	固	
確		筆
	念	

㉛
	初	
空		元
	栓	

㉜
	月	
聖		景
	行	

㉝
	断	
破		手
	言	

⑱～㉝のリスト

黒　終　滑　崖　片　興　壁
役　断　遊　器　紙　夜　都
護　執　献　耳　絶　漁

㉞ 四字熟語の答え

答え

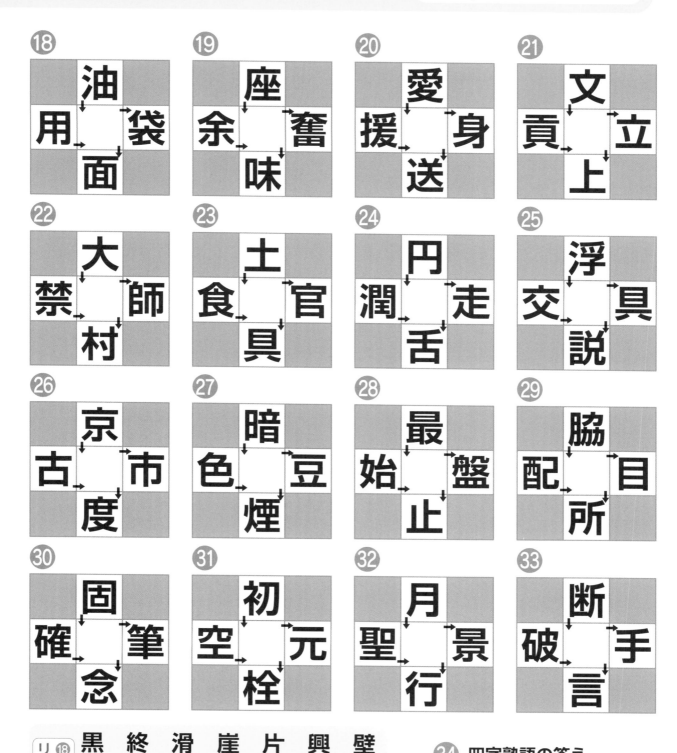

解答
⑱紙、⑲興、⑳護、㉑献、㉒漁、㉓器、㉔滑、㉕遊、㉖都、㉗黒、㉘終、
㉙役、㉚執、㉛耳、㉜夜、㉝片、㉞＜四字熟語の答え＞断崖絶壁

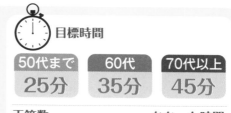

26日目 ひらめき二字熟語

実践日　　月　　日

難易度 4 ★★★★☆

❶〜⑯の各問のヒントにある漢字を使って、①〜④の文章の□□部分に意味がぴったり当てはまるとひらめいた二字熟語を1つ書き入れてください。答えが2つ以上考えられるものもあります。

❶ ヒント 宣

① 独立を□□する
② 自社の商品を□□した
③ ライバルに□□布告された
④ 甲子園大会で選手□□

❷ ヒント 確

① 親子間の□□
② 彼女の成功を□□している
③ 宝くじが当たる□□は低い
④ □□な返答を待つ

❸ ヒント 布

① 万一のための□□を打つ
② 座□□を尻に敷く
③ □□のだしが利いたみそ汁
④ 新しい法律の□□

❹ ヒント 検

① 漢字□□試験を受けた
② □□の余地がある
③ 病院で血液□□を受けた
④ 火の元の□□は大切

❺ ヒント 取

① □□県の砂丘を観光
② テレビ局の□□を受けた
③ 内容を吟味して□□選択
④ □□カロリーに注意

❻ ヒント 更

① 不良を□□させる
② 住所□□届を書いた
③ 家を解体し□□にした
④ 運転免許を□□した

❼ ヒント 常

① 「□□の島」といえばハワイ
② 係員を□□させる
③ □□気象で四月に雪が降る
④ 肉を□□解凍する

❽ ヒント 興

① 映画の□□収入を発表
② 震災からの□□支援を継続
③ 宴会の□□に手品を披露
④ □□して眠れない

解答

❶①宣言②宣伝③宣戦④宣誓、❷①確執②確信③確率④明確・確実、❸①布石②布団③昆布④公布・発布、❹①検定②検討③検査④点検、❺①鳥取②取材③取捨④摂取、❻①更生②変更③更地④更新、❼①常夏②常駐③異常④常温、❽①興行②復興③余興・座興④興奮

脳活ポイント

直感力に加え語彙力も身につく

漢字1文字と文脈から正しい二字熟語を推測するため、直感力や想起力が鍛えられると考えられます。また、実際に二字熟語を書くので、語彙が増えて側頭葉の活性化も期待できます。

目標時間

50代まで	60代	70代以上
25分	35分	50分

正答数 ／64問　かかった時間 分

⑨ ヒント 屋

① □□に登ってひなたぼっこ
② □□で焼き鳥を食べた
③ 劇場の□□に花束を持参
④ □□の白袴

⑩ ヒント 迷

① 事態は□□を極めた
② □□じみた話で信じられない
③ □□行為は慎もう
④ 犯人が捕まらず□□入り

⑪ ヒント 惑

① 地球は太陽系の□□
② 四十歳は□□の年ともいう
③ 妖艶な美女に□□された
④ 無理な要求に□□した

⑫ ヒント 子

① □□危うきに近寄らず
② □□の手をひねるように簡単
③ □□のケンカに親が出る
④ 花より□□

⑬ ヒント 共

① 隣国と□□共栄を図る
② 三社が□□で事業をする
③ 男女□□の高校
④ □□事業で堤防工事

⑭ ヒント 義

① □□の味方
② □□を欠いた行動はやめろ
③ □□名分は我々にあり
④ 彼女は□□に挨拶をする

⑮ ヒント 残

① □□続きで疲労困ぱい
② ゲームに負けて□□無念
③ □□酷薄な犯罪者
④ 旅の□□を惜しむ

⑯ ヒント 食

① □□足りて礼節を知る
② 粗衣□□で清貧生活
③ 私は無芸□□な者です
④ 自然界は□□連鎖の関係

解答
⑨①屋根・屋上②屋台③楽屋④紺屋、⑩①混迷②迷信③迷惑④迷宮、⑪①惑星②不惑③誘惑④困惑、
⑫①君子②赤子③子供④団子、⑬①共存②共同③共学④公共、⑭①正義②義理③大義④律義、
⑮①残業②残念③残忍④名残、⑯①衣食②粗食③大食④食物

27日目 体の部位当てドリル

実践日

月　　日

難易度3 ★★★☆☆

❶～㉚の文の中には空欄が１ヵ所あり、そこには体の部位に当たる漢字が１文字入ります。下にあるヒントの漢字のどれか１つを用いて、文を成立させてください。リストの漢字はそれぞれ１度しか使いません。

❶～⑮のリスト							
顔	額	頬(ほお)	耳	目	鼻	口	歯
首	胸	腹	腰	手	尻(しり)	骨	

❶つらいときでも、□を食いしばって苦境を乗り越えてきた。

❷今日の決勝戦は、□に汗握る熱戦だった。

❸母は□が強いので、ちょっとのことではくじけない。

❹今は赤字でも、長い□で見て、会社の利益になればいい。

❺長らく悩んでいたが、やっと転職しようと□を決めた。

❻彼女は亭主を□に敷き、生き生きとしているようだ。

❼猫の□ほどの土地を買い、家を建てることにした。

❽母の手作りハンバーグは、□が落ちそうなおいしさだ。

❾貝のように□を閉ざし、誰の質問にも答えなかった。

❿ヨーロッパ一周旅行のことを考えると、□が躍る。

⓫祖母は□が遠いので、大声でいわないと話が通じない。

⓬思わぬ失態をしてしまい、親の□に泥を塗ってしまった。

⓭この難題には、専門家も□をひねっている。

⓮子イヌが足元で、□を鳴らしておやつをねだっている。

⓯この会社に□をうずめる気持ちで働きます。

解答 ❶歯、❷手、❸腰、❹目、❺腹、❻尻、❼額、❽頬、❾口、❿胸、⓫耳、⓬顔、⓭首、⓮鼻、⓯骨

脳活ポイント

記憶力がたくましくなる

何気なく使っている日常会話には、体の部位を比喩的に用いる言い回しが数多くあります。改めて文章で見たときに正確に思い出せるかどうか、記憶力を鍛えましょう。使い慣れていない言葉は覚えてください。

目標時間

50代まで	60代	70代以上
20分	25分	30分

正答数 ／30問　かかった時間 分

16～30のリスト

舌　顔　耳　目　鼻　口　髭(ひげ)　肩
胸　腹　腰　手　足　膝(ひざ)　肌

⑯彼の短所を指摘すると、彼はムッとして□をとがらせた。

⑰お笑いライブを見て、□を抱え、笑い転げた。

⑱一日歩き回って、□が棒のようだ。

⑲近所のガキ大将は、□のつけられない乱暴者だ。

⑳突然のことで□がもつれ、あいさつさえまともにできなかった。

㉑舞台にヒロインが登場し、あまりの美しさに□を奪われた。

㉒ここは先輩の□を立てて、黙っていることにした。

㉓恐怖のあまり鳥□が立った。

㉔後輩の奇抜なアイデアに、思わず□を打った。

㉕一瞬の沈黙の合い間に、隣席の会話が□に入った。

㉖選挙速報で落選がわかり、候補者はがっくりと□を落とした。

㉗日本代表が勝利し、□がすくような思いだ。

㉘私にとっては慣れた作業なので、□をなでて傍観している。

㉙暗闇で突然声をかけられ、□を抜かさんばかりに驚いた。

㉚彼女は□が利くので、隠しとおすのは難しいだろう。

解答 ⑯口、⑰腹、⑱足、⑲手、⑳舌、㉑目、㉒顔、㉓肌、㉔膝、㉕耳、㉖肩、㉗胸、㉘髭、㉙腰、㉚鼻

同音熟語合わせ

実践日

月　　日

難易度 5 ★★★★★

リストの中の漢字を用いて、同じ読み方なのに違う意味の二字熟語を作ってください。リストには解答に用いない漢字も表示されています。ヒントに提示された漢字もリストに含まれます。

1

リスト

期	外	座	間	融
慣	志	週	栄	習
動	資	有	機	同

①　□□・同□

②　□□・□慣

③　□□・有□

2

リスト

制	禁	態	相	強
視	勢	体	近	止
質	教	糖	要	養

①　□□・態□

②　□視・□□

③　□□・□□

3

リスト

光	移	検	負	革
遠	回	謙	力	制
行	挙	想	沿	装
改	目	隔	威	虚

①　□挙・□□

②　□□・沿□

③　□装・□□

④　□□・□□

4

リスト

在	職	完	洗	権
歓	不	英	普	就
及	潜	剤	飾	朽
帰	修	成	声	市

①　□□・歓□

②　□朽・□□

③　□飾・□□

④　□□・□□

解答

❶①動機・同期②週間・習慣③融資・有志、❷①体制・態勢②近視・禁止③教養・強要、
❸①検挙・謙虚②遠隔・沿革③改装・回想④威光・移行、
❹①完成・歓声②不朽・普及③修飾・就職④洗剤・潜在

脳活ポイント

目標時間を目安に集中力を強化

まず、ヒントの漢字を見て、リストの中から二字熟語を作れそうな漢字をチェックします。注意力を発揮して、漢字一つ一つに注目しましょう。それから、目標時間を目安に、集中力を高めて解きましょう。

目標時間

50代まで	60代	70代以上
20分	30分	40分

正答数 ／28問

かかった時間 分

⑤

リスト

集	転	外	体	害
起	公	択	退	身
進	口	機	点	数

① □□・身□

② □害・□□

③ □□・起□

⑥

リスト

定	賞	村	当	断
尊	官	証	重	懸
検	目	鑑	長	邸

① □□・検□

② □□・鑑□

③ □□・□□

⑦

リスト

腎	指	歓	子	倒
新	個	系	読	所
暖	造	寒	臓	談
統	弟	定	傾	人

① □□・□弟

② □□・傾□

③ 寒□・□□

④ □□・□□

⑧

リスト

継	好	都	生	高
押	囲	主	機	収
貴	空	位	欧	警
鐘	州	承	包	方

① □□・好□

② 欧□・□□

③ □□・方□

④ □□・□□

解答

⑤①進退・身体②公害・口外③機転・起点、⑥①懸賞・検証②官邸・鑑定③村長・尊重、
⑦①指定・子弟②系統・傾倒③寒暖・歓談④人造・腎臓、
⑧①高貴・好機②欧州・押収③包囲・方位④継承・警鐘

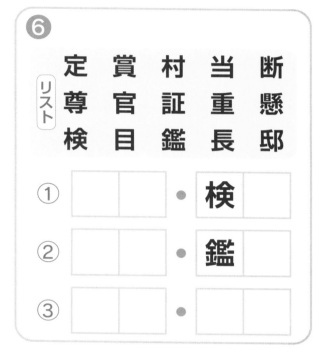

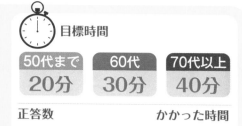

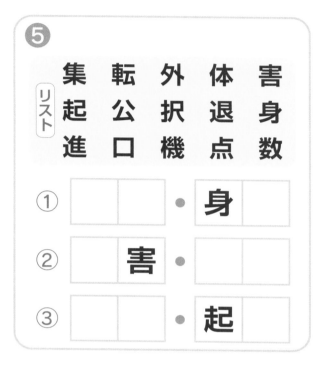

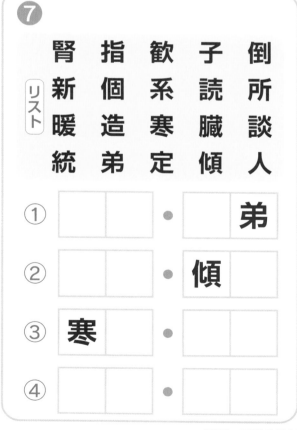

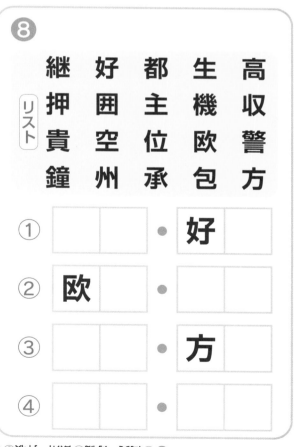

29日目 歴史人名クイズ

実践日

月　　日

難易度5★★★★★

各問の文章を読んで、思い当たる歴史上の人物名を漢字で書いてください。解答欄にヒントの漢字が書かれているものもあります。なお、右下の漢字リストは、1問につき１文字利用します。

1 のちの天智天皇の腹心として大化の改新を成し遂げた。

藤			

2 源平合戦で平家を滅ぼした最大の功労者。幼名は牛若丸。

3 光明天皇から征夷大将軍に任命され、室町幕府を創設した。

	利		

4 本能寺の変で主君を殺した。後世いわく「三日天下」。

		光	

5 殺生を慎めという「生類憐みの令」を制定した５代将軍。

	川		

6 「雀の子そこのけそこのけお馬が通る」の句で有名な俳人。

小			

7 明治政府の一員。維新前は桂小五郎を名乗る。

		孝	

8 上野公園の犬を連れた銅像が知られる薩摩藩の英雄。

		隆	

9 飢饉に苦しむ民衆のために、養子とともに乱を起こした元与力。

大				

10 『みだれ髪』を執筆し、女性の自立に力を尽くした歌人。

			晶	

11 童謡『あかとんぼ』の作曲者。校歌や軍歌も多数。

山			

1～11のリスト

綱	茶	筰	智
允	塩	謝	鎌
郷	義	尊	

解答 1 藤原鎌足、2 源義経、3 足利尊氏、4 明智光秀、5 徳川綱吉、6 小林一茶、7 木戸孝允、8 西郷隆盛、9 大塩平八郎、10 与謝野晶子、11 山田耕筰

脳活ポイント

想起力をフル活用しよう

知識の蓄えがものをいいますが、ヒントの漢字から想起力を使って人物名を推理してみましょう。知らない人物がいたら覚えて、記憶力もつけましょう。何回もくり返して解いてみてください。

目標時間

50代まで	60代	70代以上
40分	50分	60分

正答数	かかった時間
/22問	分

⑫ 南北朝時代に後醍醐天皇に味方した名将。「大楠公」。

			成

⑬ 高い智謀で羽柴秀吉の右腕として活躍。2014年大河。

				衛

⑭ 豊臣五奉行の１人。関ヶ原の戦いで敗れた西軍の大将格。

⑮ 独眼竜として名高い初代仙台藩主。1987年大河。

⑯ 正式名は良雄。赤穂義士の首領として主君の敵を討った。

	石	内		

⑰ 『南総里見八犬伝』の作者。本姓は滝沢。日本初の職業作家。

曲			琴

⑱ 『富嶽三十六景』で世界的にも有名な浮世絵画家。

			斎

⑲ 江戸時代の水戸藩の名君。「水戸黄門」として有名。

	川		

⑳ 土佐藩を脱藩し、海援隊を結成。薩長同盟や大政奉還に尽力。

	本		

㉑ 厳しい規律で新選組を統制した鬼の副長。

			三

㉒ 『吾輩は猫である』『坊ちゃん』の作者。

⑫〜㉒のリスト

官	楠	圀	蔵
亭	三	達	歳
葛	漱	龍	

解答
⑫楠木正成、⑬黒田官兵衛、⑭石田三成、⑮伊達政宗、⑯大石内蔵助、⑰曲亭馬琴、⑱葛飾北斎、⑲徳川光圀、⑳坂本龍馬、㉑土方歳三、㉒夏目漱石

30日目 漢字推理ドリル

実践日

月　　日

難易度❺★★★★★

　各問、Ａ～Ｈの各マスに漢字１字を入れ、それぞれ三字熟語か四字熟語にしてください。❶～❹各問の番号が同じマスには、同じ漢字が入ります。熟語が１つできるごとに正解とします。

❶

Ⓐ □① □② 混 □③

ヒント　趣味と仕事が混ざること

Ⓑ □④ 口 □③ □⑤

ヒント　口をそろえていっせいにいうこと

Ⓒ □③ 床 □④ □⑥

ヒント　それぞれ違った思考があること

Ⓓ □⑦ □⑧ □⑥ 中

ヒント　すっかり心を奪われてしまった状態

Ⓔ □⑨ □⑦ 月

ヒント　6月の旧暦

Ⓕ 大 □③ □⑩ □④

Ⓖ □⑧ □⑪ 引 □⑨

Ⓗ □① □⑫ □⑦ □②

❷

Ⓐ □① □② □③ 腑

ヒント　体の臓器

Ⓑ 七 □① □④

ヒント　子供の成長を祝うお祭り

Ⓒ □④ □⑤ □⑥ □⑦

ヒント　暖かくなってきたようす

Ⓓ □① 里 □⑧ □⑨

ヒント　方針や見込みが立たず困ること

Ⓔ □⑩ □⑦ □⑪

ヒント　カゼを引いたときに使う

Ⓕ □⑥ □③ □⑫ □⑨

Ⓖ □① □⑩ 満 □⑬

Ⓗ □⑭ □⑤ □⑬ □⑮

解答　❶Ⓐ公私混同、Ⓑ異口同音、Ⓒ同床異夢、Ⓓ無我夢中、Ⓔ水無月、Ⓕ大同小異、Ⓖ我田引水、Ⓗ公平無私、❷Ⓐ五臓六腑、Ⓑ七五三、Ⓒ三寒四温、Ⓓ五里霧中、Ⓔ体温計、Ⓕ四六時中、Ⓖ五体満足、Ⓗ頭寒足熱

脳活ポイント

直感力と推理力を鍛える

空欄に入る漢字をパズルのように推理するため、直感力や推理力、想起力が鍛えられます。また、言語をつかさどる側頭葉が活性化し、国語力や語彙力の鍛錬にも大いに役立つと考えられます。

目標時間

50代まで	60代	70代以上
20分	25分	30分

正答数　　　／32問

かかった時間　　　分

③

Ⓐ □①□②指□③

ヒント 新郎新婦

Ⓑ □③廻□④□⑤

ヒント 生まれ変わること

Ⓒ □⑥□④寿□⑦

ヒント 老若男女に人気の飲食店

Ⓓ 大□⑧□⑤

ヒント 就職活動やサークル活動

Ⓔ 博□⑧□⑨□⑩

ヒント 豊富な知識があり才能がある人

Ⓕ □⑪承□④□①

Ⓖ □⑨□⑫□⑨難

Ⓗ □⑪□⑬□⑥□⑤

④

Ⓐ □①□②麗□③

ヒント 飾り立てた言葉

Ⓑ 社□④□②□⑤

ヒント つきあいをうまくするための術

Ⓒ □④差□⑥

ヒント 十字路

Ⓓ □⑦□⑥□⑧□⑥

ヒント 最高のデキ

Ⓔ 七□⑨□⑩

ヒント クリスマス料理

Ⓕ □⑦□⑪繚□⑫

Ⓖ □⑬下□①□⑭

Ⓗ □⑪□⑩□⑮□⑬

解答 ③Ⓐ結婚指輪、Ⓑ輪廻転生、Ⓒ回転寿司、Ⓓ大学生、Ⓔ博学多才、Ⓕ起承転結、Ⓖ多事多難、Ⓗ起死回生、④Ⓐ美辞麗句、Ⓑ社交辞令、Ⓒ交差点、Ⓓ百点満点、Ⓔ七面鳥、Ⓕ百花繚乱、Ⓖ月下美人、Ⓗ花鳥風月

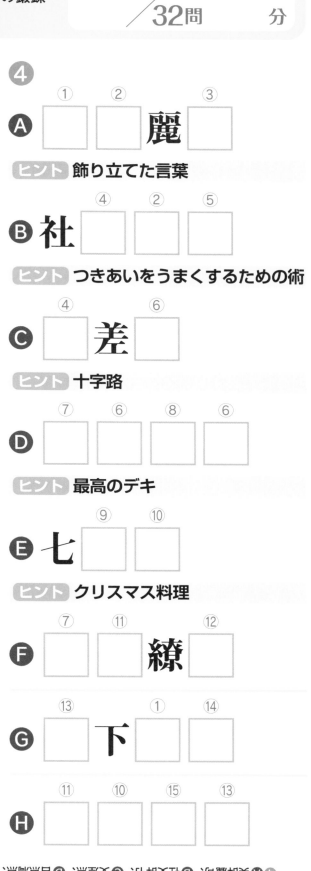

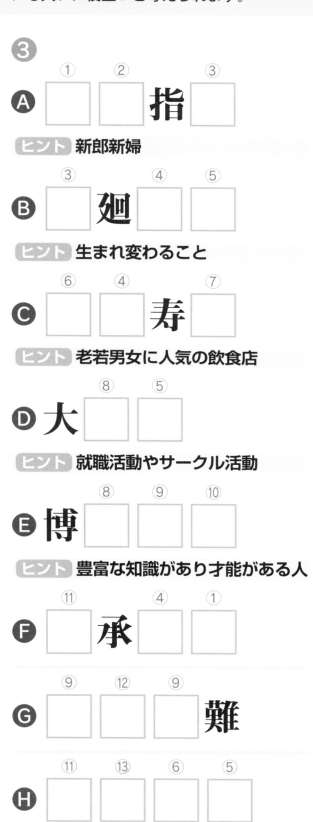

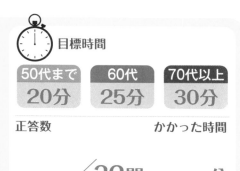

漢字脳活ひらめきパズル⑬ 解答

1日目 漢字仲間はずれ

❶ 害 歯 強 剣 迫 勉 虫

勉強▸強迫▸迫害▸
害虫▸虫歯 答え 剣

❷ 件 知 東 告 案 予 事

予告▸告知▸知事▸
事案▸案件 答え 東

❸ 門 葉 宇 科 校 学 松

科学▸学校▸校門▸
門松▸松葉 答え 宇

❹ 途 使 梅 天 雨 用 原

梅雨▸雨天▸天使▸
使用▸用途 答え 原

❺ 質 本 屋 湖 体 問 台

本体▸体質▸質問▸
問屋▸屋台 答え 湖

❻ 宮 帝 殿 子 貴 王 堂

帝王▸王子▸子宮▸
宮殿▸殿堂 答え 貴

❼ 幸 髪 相 命 運 間 中

幸運▸運命▸命中▸
中間▸間髪 答え 相

❽ 善 場 図 意 果 工 改

改善▸善意▸意図▸
図工▸工場 答え 果

❾ 菜 遠 望 期 方 待 向

期待▸待望▸望遠▸
遠方▸方向 答え 菜

❿ 源 到 観 達 徒 光 殺

殺到▸到達▸達観▸
観光▸光源 答え 徒

⓫ 司 数 会 道 算 計 字

司会▸会計▸計算▸
算数▸数字 答え 道

⓬ 単 現 値 真 簡 実 純

簡単▸単純▸純真▸
真実▸実現 答え 値

⓭ 価 定 無 闘 前 限 格

無限▸限定▸定価▸
価格▸格闘 答え 前

⓮ 属 円 延 長 遅 所 性

遅延▸延長▸長所▸
所属▸属性 答え 円

⓯ 執 項 標 次 準 事 目

執事▸事項▸項目▸
目標▸標準 答え 次

⓰ 反 情 指 発 人 違 達

違反▸反発▸発達▸
達人▸人情 答え 指

その他のドリルの解答は各ページの下欄に記載しています。

7日目 数字つなぎ三字熟語

❶

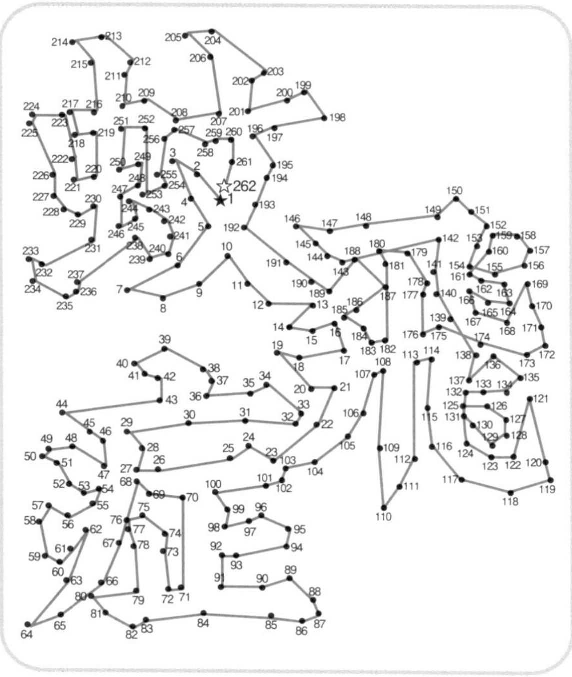

答え 飛蚊症

❷

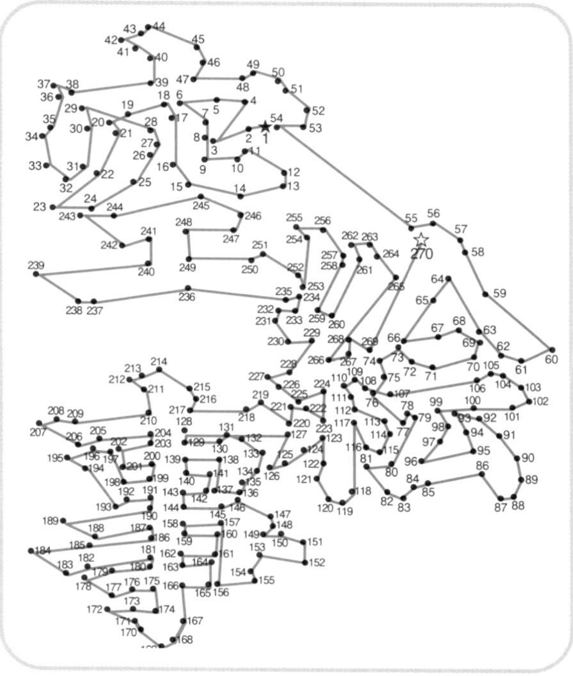

答え 絵空事

9日目 熟語駅伝

❶

実**家**
既成**事**実
成人**式**
傍**若**無人
寿**限**無

❷

気象
第一**印**象
紙一重
八重**歯**
十中八**九**

❸

区**画**整理
激戦区
戦国時**代**
宇治金時
金**魚**

❹

二十**歳**
青二才
英才教育
教**習**所
近所迷**惑**

❺

師**走**
反面**教**師
得意**満**面
意気**投**合
上昇気流

❻

炭水化**物**
枯**山**水
栄枯盛**衰**
商売繁盛
通信**販**売

❼

静**電**気
安静
安全**運**転
起**承**転結
縁起**物**

❽

小児**科**
袋小**路**
福袋
福利厚**生**
厚**顔**無恥

❾

食物連鎖
連**絡**船
造船**所**
校**倉**造
高校**受**験

❿

解体新書
図書**室**
意図
潜在意**識**
変**幻**自在

⓫

武勇伝
都市伝説
市外**局**番
音楽番**組**
音沙**汰**

⓬

大器**晩**成
器**械**体操
五体満**足**
満**員**電車
高**飛**車

漢字脳活ひらめきパズル⑬ 解答

16日目 漢字仲間はずれ

❶ 板高前意座看校
看板▸板前▸前座▸
座高▸高校 答え 意

❷ 縮豆収粒小敗腐
収縮▸縮小▸小豆▸
豆腐▸腐敗 答え 粒

❸ 配依在結布存宅
依存▸存在▸在宅▸
宅配▸配布 答え 結

❹ 美秘神雅密優女
優美▸美女▸女神▸
神秘▸秘密 答え 雅

❺ 了研礼見知修承
研修▸修了▸了承▸
承知▸知見 答え 礼

❻ 台全号持屋所部
全部▸部屋▸屋台▸
台所▸所持 答え 号

❼ 命光行養栄生名
光栄▸栄養▸養生▸
生命▸命名 答え 行

❽ 乳辛突練歯試入
突入▸入試▸試練▸
練乳▸乳歯 答え 辛

❾ 期頭責日夕任没
責任▸任期▸期日▸
日没▸没頭 答え 夕

❿ 憶嫌勝意機必悪
必勝▸勝機▸機嫌▸
嫌悪▸悪意 答え 憶

⓫ 察口参恵考人知
参考▸考察▸察知▸
知人▸人口 答え 恵

⓬ 記朝認早明証日
認証▸証明▸明朝▸
朝日▸日記 答え 早

⓭ 部会目首社都員
部首▸首都▸都会▸
会社▸社員 答え 目

⓮ 方質度永問角遠
永遠▸遠方▸方角▸
角質▸質問 答え 度

⓯ 道可走決進行歩
可決▸決行▸行進▸
進歩▸歩道 答え 走

⓰ 弁初花葉回当送
花弁▸弁当▸当初▸
初回▸回送 答え 葉

その他のドリルの解答は各ページの下欄に記載しています。

22日目 数字つなぎ三字熟語

❶

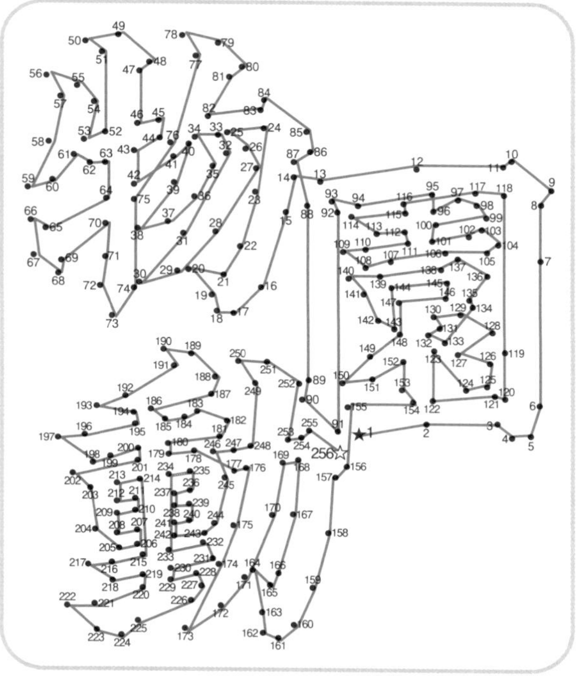

答え 動物園

❷

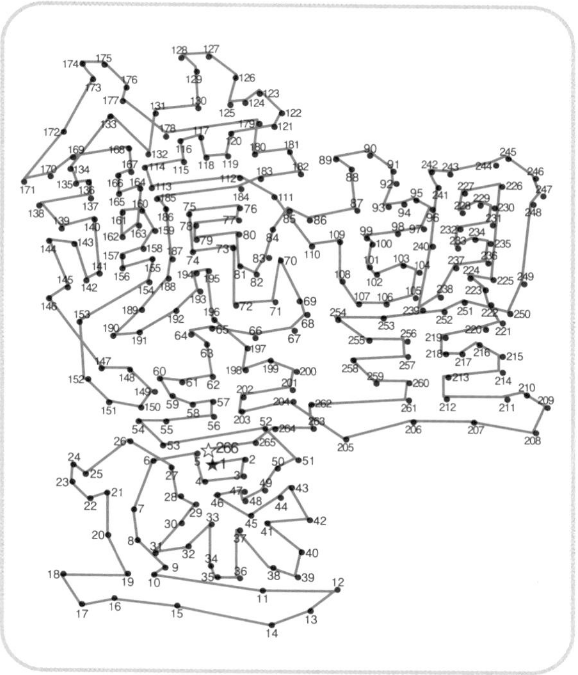

答え 望遠鏡

24日目 熟語駅伝

❶
契約書
簡易書留
居留守
紙芝居
人工芝

❷
早合点
時期尚早
賞味期限
入賞
投入口

❸
小手先
優先席
成績優秀
達成感
体感温度

❹
総選挙
一挙両得
所得税
裁判所
姓名判断

❺
先入観
単刀直入
直射日光
後日談
空前絶後

❻
一触即発
風力発電
公衆電話
閑話休題
定休日

❼
責任転嫁
任意同行
意味
不気味
気象庁

❽
株主総会
総理大臣
下処理
口下手
握手

❾
張本人
自己主張
緩急自在
所在地
地団太

❿
五十音順
十字架
頭文字
平身低頭
身支度

⓫
五月人形
鏡花水月
化粧水
千変万化
万年筆

⓬
希少価値
青少年
生年月日
後生大事
大胆不敵

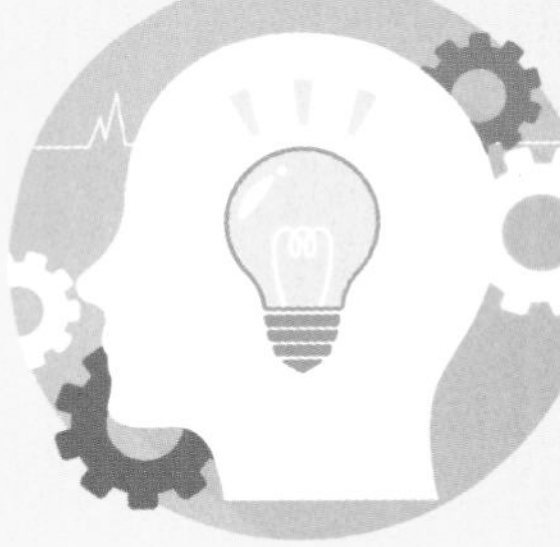

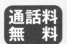

毎日脳活 スペシャル
漢字脳活 ひらめきパズル⑬

2023年10月11日　第1刷発行

編集人	小西伸幸
企画統括	石井弘行　飯塚晃敏
編　集	株式会社わかさ出版／谷村明彦
装　丁	カラーズ
本文デザイン	石田昌子
写　真	石原麻里絵（fort）
イラスト	Adobe Stock
発行人	山本周嗣
発行所	株式会社　文響社 〒105-0001 東京都港区虎ノ門２丁目２－５　共同通信会館９階 ホームページ　https://bunkyosha.com お問い合わせ　info@bunkyosha.com
印　刷	株式会社　光邦
製　本	古宮製本株式会社

ISBN 978-4-86651-683-7

本書のドリル問題は、一部を除き『脳活道場』（わかさ出版刊）に掲載されたものを一部改変の上、収録しています。